中医师承学堂·经方医学书系

六经八纲用经方

——竹雨轩经方临证体悟

（第二版）

张立山 著

中国中医药出版社

·北京·

图书在版编目（CIP）数据

六经八纲用经方：竹雨轩经方临证体悟 / 张立山著 . —2 版 . —北京：中国中医药出版社，2020.1（2025.4 重印）

（中医师承学堂）

ISBN 978-7-5132-5892-0

Ⅰ . ①六… Ⅱ . ①张… Ⅲ . ①经方—研究 Ⅳ . ① R289.2

中国版本图书馆 CIP 数据核字（2019）第 275893 号

中国中医药出版社出版

北京经济技术开发区科创十三街 31 号院二区 8 号楼

邮政编码 100176

传真 010-64405721

北京盛通印刷股份有限公司印刷

各地新华书店经销

开本 710×1000 1/16 印张 12.5 字数 171 千字

2020 年 1 月第 2 版 2025 年 4 月第 3 次印刷

书号 ISBN 978 - 7 - 5132 - 5892 - 0

定价 49.00 元

网址 www.cptcm.com

服 务 热 线 010-64405510

购 书 热 线 010-89535836

维 权 打 假 010-64405753

微信服务号 zgzyycbs

微商城网址 https://kdt.im/LIdUGr

官 方 微 博 http://e.weibo.com/cptcm

天猫旗舰店网址 https://zgzyycbs.tmall.com

如有印装质量问题请与本社出版部联系（010-64405510）

内容提要

　　本书分为两部分：第一部分为经方医论；第二部分为经方临证，其中包括经方验案、经方误案及诊余经方随笔。

　　经方医论部分论述经方治疗咳喘病、梅核气、心腹痛等，阐释小青龙汤、柴胡桂姜汤、柴朴汤、半夏厚朴剂及苓芍剂的应用，探讨六经八纲应用经方、三阳合病、经方脉象、血虚水盛等经方医理。经方临证部分通过案例介绍经方的应用，每次诊疗记录后都有作者思维辨证过程，案例后附有按语，便于读者理解。

　　本书病案以呼吸系统疾病案例为多，适合于中医爱好者及中医工作者，特别是从事呼吸系统疾病防治的医生参考。

　　光阴荏苒，似乎只是转瞬间，《六经八纲用经方——竹雨轩经方临证体悟》一书出版发行已近5年。还记得2015年刚刚出版时，如刚刚交出答卷之考生般，诚惶诚恐的样子。倍感安慰的是5年来该书受到了一些中医同道的欢迎，也促进了部分经方爱好者的临床交流，受到了不少读者的鼓励。本意抛砖引玉，弘扬仲景之学，而今回想起来该书出版的确实现了促进交流学习，共研经方学术之初衷。

　　中医学源远流长，《伤寒杂病论》作为"方书之祖"被历代医家公认为中医经典。六经八纲理论是当代伤寒大家胡希恕老师研究《伤寒杂病论》的重要学术成就，笔者体会在临床实践中该理论确有很好的指导作用。近年来胡老的学说在全国乃至世界范围内得到广泛传播，受到广大经方同道的欢迎。因此本书沿袭上一版的体例，分"经方医论"与"经方临证"两部分，医论与临证皆以六经八纲理论为指导。与上一版相比，医论部分增加了关于"慢性咳嗽与微饮"以及"少阳与痰饮水湿"关系的探讨，这是近年来笔者在临床上治疗疾病之余的一点体悟。近年来，慢性咳嗽患者在临床中越来越多，中医学在治疗该病方面有独到的优势，而经方治疗更具特色。仲景的微饮论与当今慢性咳嗽，尤其是咳嗽变异性哮喘有着密切关联，以微饮学说指导临床治疗慢性咳嗽疗效卓著。痰饮水湿病涉及临床各科，对其治疗在师法仲景"病痰饮者，当以温药和之"的基础上，注重少阳的治疗往往是治疗痰饮水湿的另一重要法门。因此，在忠于原版基础上，增加了以上内容，期望对同道有所帮助。

感谢中国中医药出版社，特别是刘观涛主任给予本书出版的大力支持，在5年之后还有机会让笔者个人的一点体会能与同道分享。

经方医学博大精深，六经八纲理论也需要不断丰富发展，个人在临床实践中应用经方也时有力不从心之感，尽管在临床上身体力行，做了很多有益的探索和尝试，但学术水平有限，缺憾在所难免，敬希同道不吝指正。

张立山

2019 年 11 月于竹雨轩

序

夫医本岐黄，药源神农，辨证论治，当师仲景。上大学之时，北京中医学院（现北京中医药大学）各教研组中以伤寒教研室最为有名，该室由伤寒大家刘渡舟领衔，下有聂惠民、郝万山等名师，本科生课程多为刘渡舟弟子讲授，其弟子个个口若悬河，带教时应用经方而多能临证建功，故很多学子对《伤寒论》感兴趣，背诵《伤寒论》条文，背诵《伤寒心法要诀》，以及《长沙方歌括》。记得当时一位学友背诵基本功较好，得以跟随刘渡舟弟子抄方，2年时间竟能回乡临诊，在当地小有名声，当时很是羡慕。

经方之路需人指引，工作后幸遇良师，发蒙解惑，循岐黄之道，习仲景之学。恩师武维屏教授学问崇仲景之术，临证处长沙之方，其三阳合治外感发热思想、从肝论治肺系疾病理论及诸多伤寒金匮方的临床应用，令我受惠颇丰。后遇冯世纶教授，接触胡希恕经方理论，六经八纲，执简驭繁，颇有茅塞顿开之感。

因在北京中医药大学附属医院从业肺科，故临证所遇，多呼吸疾患。然仲景之法切合临证，守法处方自觉亦堪大任，外感发热常有小柴胡汤一剂建功之时，哮喘病患屡见射干麻黄汤令痰出喘平之例，咳嗽痰喘皆可以六经辨证，发热胸闷俱可从伤寒求法。当今临床多中西医学并重，常遇患者中西药物杂投，病虽获效，难分中西医之功。故门诊病房先中后西，由简入繁，从感冒开始，渐至咳嗽、哮喘，探求中医之效。每遇病患，先从长沙处寻法，效与不效，反复揣摩，诊余记录病案及临证心得。本以粗陋，不敢示人，蒙观涛师兄鼓励，将手边资料归纳整理，权且抛砖引玉。

"大道虽无形，医术有妙法。济世觅岐黄，活人仿长沙。"作为经方爱好者和实践者，愿与同道共同努力，弘扬仲景之学，造福广大患者。

张立山

2014 年 10 月于竹雨轩

第一章 经方医论

目
录

第二章　经方临证

第一章

经方医论

一、六经八纲用经方，简洁易辨功效彰

论及《伤寒论》，很难回避六经的问题，历代学者对六经的实质说法各执一词，有以标本气化立论者，有以脏腑经络立论者，有六经地面学说，有六经阶段学说，诸家各有依据。百家争鸣有利于学术发展，个人可以根据自己的判断学习其中一家学说，同时可以兼收别家所长。比如以脏腑经络解释六经也有其长处，记得山西学者赵明锐在其著作中论述治疗肢体偏侧疾病按少阳经部位而选择柴胡汤，我在临床曾遇一患者右侧大腿外侧麻木，舌苔黄腻，据此断为少阳湿热，经治疗而症状全消，此患者典型少阳见证不多，而参考经络辨证为少阳取效。当然也有患者采用六经八纲辨证能一目了然，而用脏腑辨证则繁冗不清。因此笔者觉得各家要彼此学习借鉴，这样更有利于提高临床水平。

有些挚爱《伤寒论》的学者想以六经辨证统摄所有疾病，即提出六经钤百病之说。我个人觉得在理论上也许可能，但在实践中未必是一种好的方法。毕竟在中医学的发展过程中产生了六经辨证、脏腑辨证、气血津液辨证、卫气营血辨证、三焦辨证等诸多辨证方法，各自有其丰富的内涵以及适用范围，各自有其优势和不足，倘若用一种方法统一起来，难免有时会有牵强附会之感。各种辨证方法都是人们在临床实践的基础上产生的建构模式，与人体实际都有差距，很难说哪一种辨证方法是完美的，因此我个人的意见是六经钤百病之说不可提得太过，能用六经辨证固然好，用其他辨证方法能有效指导临床也好。

在多种六经辨证方法中，以笔者看来胡希恕先生之六经八纲理论与临床较为切合，且简洁易懂，颇为实用。下面就其中一些问题再做进一步探讨。

（一）太阳病是表阳证

既然太阳病是表阳证，为何反而用桂枝汤、麻黄汤等辛温之药？感受寒邪，为何仍属阳？其实胡希恕早就说过："阴即阴性，阳即阳性。人体得了病，必定有影响人体机能的改变。首先是代谢机能的改变。这种改变不是较正常太过，就是较正常不及。如其太过，则病体也必相应要有亢进的、发扬的、兴奋的、太过的病证反映出来，这类太过的病证即称为阳证。如其不及，则病体也必相应要有衰退的、消沉的、抑制的、不及的病证反映出来，这类不及的病证便称为阴证。所以，疾病虽然复杂多变，但概言其为证，不属于阴便属于阳。"太阳病时人体感受外邪，但正气充沛，与邪气交争于肌表，当属阳证，与少阴之恶寒、但欲寐和正气不足之阴证显然有别。

太阳病分为表实与表虚，那会不会有不虚不实呢？我个人以为，以虚实概念而论，"邪气盛则实，精气夺则虚"，不虚则精气充足，不实则邪气不盛，若此当为平人而无病，所以探讨不虚不实意义不大。

（二）虚热证归属哪一经

里实热证归属阳明、里虚寒证归属太阴在中医学界基本成为共识，但虚热证到底归属哪一经呢？笔者赞同胡希恕的观点，即虚而热者归阳，则里虚热证归属阳明。试观阳明证，从白虎加人参汤起即已有津液虚的存在，到竹叶石膏汤，津液愈虚，津血虚既是里热的结果，也成为里热的病因，因此我个人以为将虚热归为阳明较为合理。

可能有学者会认为既然有里虚热当有里实寒，里虚热归属阳明，里实寒当归属太阴。我个人以为里实寒确实存在，此所谓实当为寒邪、水饮、寒湿、瘀血之类，其所以产生，乃因太阴里虚所致，我们通常所说的太阴里虚是指人体虚，正如《黄帝内经》所言"精气夺则虚"，而因此导致的水饮、瘀血、寒湿等确为实邪，从病邪角度看，此可称为里实寒。大黄附子汤常被作为治里实寒之方，该方有大黄之寒下，但伍以附子、细辛温补，既治太阴又治胃家实之阳明，故当属太阴阳明合病之方。

（三）常见仲景方剂的六经归属

太阳病：麻黄汤、桂枝汤、桂枝加黄芪汤、桂枝加桂汤、桂枝加厚朴杏子汤、麻杏苡甘汤、麻黄加术汤、防己黄芪汤、防己茯苓汤。

阳明病：白虎汤、白虎加人参汤、竹叶石膏汤、葛根黄芩黄连汤、大承气汤、小承气汤、调胃承气汤、大陷胸汤、大陷胸丸、甘遂半夏汤、己椒苈黄丸、桃核承气汤、下瘀血汤、大黄牡丹皮汤、茵陈蒿汤、栀子柏皮汤、白头翁汤、苇茎汤、黄连阿胶汤、麦门冬汤、栀子豉汤、栀子生姜豉汤、栀子厚朴汤、栀子大黄汤、枳实栀子豉汤、瓜蒂散、猪苓汤、薏苡附子败酱散、葶苈大枣泻肺汤、小陷胸汤、当归贝母苦参丸、厚朴大黄汤。

少阳病：小柴胡汤、甘草汤、桔梗汤、猪肤汤、黄芩汤、奔豚汤。

太阴病：理中丸、人参汤、四逆汤、通脉四逆汤、通脉四逆加猪胆汁汤、干姜附子汤、赤丸、甘草干姜汤、桂枝甘草汤、茯苓四逆汤、苓桂术甘汤、吴茱萸汤、大建中汤、橘皮汤、橘皮竹茹汤、温经汤、桂枝茯苓丸、胶艾汤、当归芍药散、大黄附子汤、小半夏汤、泽泻汤、半夏干姜散、厚朴生姜半夏甘草人参汤、小半夏加茯苓汤、旋覆代赭汤、茯苓泽泻汤、甘草干姜茯苓白术汤、炙甘草汤、肾气丸、黄土汤、桂枝去桂加茯苓白术汤、苓甘五味姜辛汤、当归生姜羊肉汤、茯苓杏仁甘草汤、橘枳姜汤、《外台》茯苓饮、瓜蒌薤白白酒汤、瓜蒌薤白半夏汤、枳实薤白桂枝汤、薏苡附子散。

少阴病：麻黄附子甘草汤、麻黄附子细辛汤、真武汤、桂枝加附子汤、桂枝附子汤、白术附子汤、附子汤、当归四逆汤、当归四逆加吴茱萸生姜汤、桂枝芍药知母汤、白通汤、乌头汤。

厥阴病：乌梅丸、柴胡桂枝干姜汤、半夏泻心汤、生姜泻心汤、甘草泻心汤、附子泻心汤、黄连汤、麻黄升麻汤、干姜黄芩黄连人参汤。

太阳阳明合病：麻黄杏仁甘草石膏汤、葛根汤、瓜蒌桂枝汤、桂枝加芍药汤、桂枝加大黄汤、白虎加桂枝汤、大青龙汤、越婢汤、越婢加半夏汤、越婢加术汤、麻黄连翘赤小豆汤。

少阳阳明合病：大柴胡汤、柴胡加芒硝汤。

三阳合病：柴胡加龙骨牡蛎汤。

太阳少阳合病：柴胡桂枝汤、黄芩加半夏生姜汤。

太阳太阴合病：小青龙汤、半夏厚朴汤、五苓散、射干麻黄汤、乌头桂枝汤。

太阴阳明合病：大黄附子汤、木防己汤、木防己加茯苓芒硝汤。

少阳太阴合病：泽漆汤。

太阳太阴阳明合病：小青龙加石膏汤、厚朴麻黄汤。

在临床实践中，我发现有些疾病找不到合适的经方治疗。笔者借助时方，但亦尝试六经归类，在六经八纲理论的指导下应用，也不失为应用时方的另一种途径。不少时方与经方有很深的渊源，可能是借鉴经方发展而来，比如三仁汤即借鉴半夏厚朴汤才成方，宣白承气汤与大承气汤、小承气汤关系密切，清燥救肺汤是在麦门冬汤的基础上形成的，等等。此外，一些时方组方精简，疗效卓著，与经方一样，药简效宏，如过敏煎、痛泻要方。以下笔者仅就个人常用的部分时方的六经归属做一个分类，个人管见，仅供参考。

太阳病：荆防败毒散、九味羌活汤、三拗汤、止嗽散、玉屏风散。

阳明病：三仁汤、清燥救肺汤、宣白承气汤、导赤散、玉女煎、桑杏汤、桑菊饮、银翘散。

少阳病：黄芩泻白散、过敏煎。

三阳合病：柴葛解肌汤、防风通圣散。

太阴病：四君子汤、六君子汤、金水六君煎、二陈汤、平胃散、保和丸、六味地黄丸、痛泻要方、三子养亲汤。

少阳阳明合病：甘露消毒丹。

太阴阳明合病：温胆汤。

少阳太阴合病：柴平煎、补中益气汤、逍遥散。

太阳太阴合病：藿香正气散。

二、外发内散小青龙，止咳定喘功效宏

小青龙汤是临床治疗水饮的一张常用方，其经典证型是外束风寒、内有停饮。然而其应用范围远不止于此，仲景本人亦在《金匮要略》中将其用来治疗溢饮、支饮等。笔者在临床上学习前人经验，对小青龙汤亦常有应用，下面结合前人经验及自己的体会就应用小青龙汤时应注意的几个问题谈谈一些看法。

（一）小青龙汤证之主症

小青龙汤证之主症应以咳喘为宜，至于咳和喘孰轻孰重，从仲景原文看，临床表现不一。有咳重于喘者，如《伤寒论》第41条"伤寒，心下有水气，咳而微喘"，指出咳嗽为重，而气喘为轻。有喘重于咳者，如《金匮要略·痰饮咳嗽病脉证并治第十二》"咳逆，倚息不得卧，小青龙汤主之"，即是喘息为重，咳嗽为轻。有咳喘并重者，如《金匮要略·痰饮咳嗽病脉证并治第十二》"膈上病痰，满喘咳吐，发则寒热，背痛腰疼，目泣自出，其人振振身瞤剧，必有伏饮"，是说咳喘俱重。

（二）小青龙汤证之表证

小青龙汤证的典型证候是有表证的，如"伤寒表不解，心下有水气"，仲景虽未明言表证的症状，但可以推断可能有恶寒发热、无汗、脉浮紧等太阳伤寒证。临证之时表证可有可无，然饮证为必有，故方中有麻黄、桂枝通阳宣散，干姜、细辛散寒化饮。有表证时麻黄、桂枝的用量适当加大，甚者可斟酌加荆芥、防风等解表之品。若无表证，笔者在临床发现患者亦常常有遇风冷咳喘加重、痰量明显增多等特点，可见具有寒饮的特点，即可选用小青龙汤温肺化饮，不必以有无表证为拘。

（三）小青龙汤证之辨证关键

小青龙汤证的症状表现以咳喘为主，但可兼具多种症状表现，因此仲景在原文中列举了大量的或然症。当代伤寒大家刘渡舟还归纳了辨小青龙汤证的水色、水斑、水气以及痰、舌、脉的特点，在这些表现中笔者认为痰的性状特点最为关键，辨痰当从色、质、量、味这四个方面分析。小青龙汤证痰颜色为白；质地清稀，可呈泡沫状，甚至落地成水，或如凉粉状；痰量多，几乎每咳必有痰出，病房患者可见吐痰盈杯或痰纸满袋；痰大多没有味道，但可能有患者自觉痰凉，个别患者觉痰有咸味。归纳为一句话就是：痰如水样。正如某位医家描述小青龙汤证的特点为"水样的鼻涕，水样的痰"。其他如望诊可见面色必不红赤，颜面虚浮者多，面色黧黑、色素沉着者未必尽见。舌必不红，苔未必尽是水滑，白或白腻亦可，脉以弦、沉多见。

（四）小青龙汤证的变化

小青龙汤散寒蠲饮的疗效卓著，临证时有些医家畏惧其发越下焦阳气而不敢应用，而以二陈汤之属取药性平和，临证时如确系寒饮则非二陈汤类所能力敌。因二陈汤为治疗湿痰之方，温化之力当有不足，但在临床中，小青龙汤可合用二陈汤，如裴永清认为如此配伍祛痰也速，笔者在临床应用时发现其言不谬。另外，目前在临床遇到的病人确实热性体质较多，饮郁化热也确实常见，如何辨别饮郁化热？按程门雪的经验，凡遇小青龙汤证见口干、溲赤、痰多不爽者即示饮有化热之机，临证处理可仿效仲景小青龙加石膏汤法，石膏的用量可根据化热的程度酌情选定，笔者有时还选择加黄柏或黛蛤散，亦可。

（五）小青龙汤证的口渴

小青龙汤证的口渴一症在临证时应当重视。若原本口渴，当为水饮内停不能化生津液所致，治当宜小青龙汤；若病情迁延，或从阳化热，病人从口不渴变为口渴，且出现如前述的溲赤、痰多不爽等，当为饮郁化热，治疗当以小青龙加石膏汤；若原本不渴，经服药后出现口渴，且咳喘痰之症明显改善，此口渴反映寒饮得以温化，病情有向愈之机，正如仲景所说："服汤已渴者，此寒去欲解也。"治疗仍以小青龙汤主之。

（六）小青龙汤的疗程

历代医家在应用小青龙汤时都非常重视应用时间的长短。因为小青龙汤药偏发散，药用太久易拔肾气、动冲气，因此仲景在《金匮要略》中以小青龙汤为例为后世详述了过服小青龙汤的坏证及处理办法。一般认为小青龙汤切忌多服，过服后的表现如仲景所说会出现"多唾口燥，寸脉沉，尺脉微，手足厥逆，气从小腹上冲胸咽，手足痹，其面翕热如醉状"。笔者在临床遇有服小青龙汤5剂后自觉面热、目珠灼热者。至于小青龙汤的应用时间仍应本着"观其脉证，知犯何逆，随证治之"的原则，有是证则用是药，不可过于拘泥，笔者有最长连续应用小青龙汤半个月而未见不良反应的病例。应用小青龙汤是否出现动冲气的反应不单与应用时间的长短有关，也与用药剂量、患者体质等诸多因素相关。

（七）小青龙汤的善后

如过用小青龙汤出现动冲气的表现，可根据仲景法选择茯苓桂枝五味甘草汤平冲降逆。为防止小青龙汤证出现变证，有些医家干脆主张应用小青龙加石膏汤，笔者有时亦选择小青龙汤加龙骨、牡蛎防止冲气上奔。应用小青龙汤取效后为防止过服，可改以苓桂术甘汤或苓甘五味姜辛汤收功，或者选择张锡纯所创之从龙汤亦是确当之法。

三、外感久咳如何医，抓住少阳容易治

在临床上感冒后咳嗽迁延不愈十分常见，有时可以持续数月，给患者带来极大痛苦。对此类迁延性咳嗽的治疗历来医家见仁见智，笔者认为外感久咳从少阳论治值得高度重视。

（一）外感久咳，邪易入少阳

感受外邪，导致久咳不愈。可由于正气不足，抗邪无力，邪从太阳内犯少阳引起，正如《伤寒论》所云："血弱气尽，腠理开，邪气因入。"亦可由于情志内伤，如工作紧张，压力过重，导致少阳火郁，复感外邪，内外相引而生。少阳按其脏腑而论包括胆与三焦，外邪内侵，邪入少阳，枢机不利，木郁化火，常为胆腑病变。肝胆主升，肺主降，枢机不利，木火内燃，肝胆左升失司，肺气右降不及，则咳嗽不已；久咳不已，同样亦病及三焦，如《黄帝内经》所言："久咳不已，则三焦受之。"咳嗽不愈，邪气入里，三焦阻隔。三焦为元气之别使，可通行元气和津液，三焦阻隔则可致气机和津液运行障碍，上焦不通，肺失宣肃，而见咳嗽咳痰。

（二）和解疏利，方宜小柴胡

既然外感久咳与邪入少阳密切相关，从脏腑而言涉及胆与三焦，故治疗当和解少阳，疏利三焦。小柴胡汤为少阳之主方，方中柴胡疏解少阳经中邪热，黄芩清泻少阳胆腑邪热，柴胡、黄芩合用，经腑同治，使气郁得达，火郁得发；半夏配生姜，和胃降逆，散饮祛痰；人参、甘草、大枣相配，扶中益气，助正抗邪，该方辛开、苦降、甘调，历来被作为和解少阳之经典方剂。小柴胡汤同时亦具疏利三焦之能，《伤寒论》明言："阳明病，胁下硬满，不大便而呕，舌上白苔者，可与小柴胡汤，上焦得通，津液得下，胃气因和，身濈然汗出而解。"张令韶注释说："不大便者，下焦不通，津液不得下也；呕者，中焦不治，胃气不和也；舌上白苔者，上焦不通，火郁于上也，可与小柴胡汤，调和三焦之气，上焦得通而白苔去，津液得下而大便利，胃气因和而呕止，三焦通畅，气机旋转，汗出而解也。"可见小柴胡汤具有疏利三焦之功。正由于小柴胡汤既能和解又兼疏利，以此治疗咳嗽切合外感久咳、邪入少阳之病机，因此诸如胡希恕、陈瑞春等伤寒医家皆有应用小柴胡汤治疗咳嗽的治验。

（三）少阳兼夹，临证当加减

邪入少阳，临证往往非独少阳火郁，而常常兼夹他邪，或与他经同病。

1. 少阳夹湿

少阳郁火，兼夹脾湿，是临床上常见的一种类型。临证必有口苦、咽干、脉弦等少阳郁火见证，还有咳白痰、恶心呕吐、心下痞满，或大便溏、口黏不爽、舌苔白腻等脾湿见证，治疗可选择小柴胡汤合平胃散，也就是柴平汤。平胃散出自《太平惠民和剂局方》，由苍术、厚朴、陈皮、甘草组成。此方的功能是燥湿运脾，行气导滞，平胃中之腐，消脘腹之胀满。合小柴胡汤则既能清郁火，又可燥脾湿，火消则金免受灼，湿去则肺气复清。

病案举例

于某，女，56岁，主因咳嗽2个月于2006年3月13日就诊。患者2个月前受凉感冒后咳嗽，胸片检查正常，服抗生素及中成药无效，就诊时症见咳嗽，痰少色白黏，口干苦，夜间咳剧，咽喉不利，纳谷不香，时有嗳气，舌红，苔白腻微黄，脉弦滑。

诊断：咳嗽，辨证为少阳郁火，兼夹脾湿。

治法：和解少阳，燥湿健脾。

处方：柴胡 10g，黄芩 10g，清半夏 10g，苍术 10g，白术 10g，厚朴 10g，陈皮 10g，焦神曲 10g，牛蒡子 10g，茯苓 15g，生薏苡仁 15g，炒薏苡仁 15g，干芦根 15g。

服药 7 剂后复诊，咳嗽明显减轻，舌淡红，苔白腻，脉滑，原方又进 7 剂而痊愈。

2. 少阳夹饮

内有停饮，复感外邪，邪入少阳，临证除口苦、咽干等少阳见证之外，还可见咳痰色白量多，呈泡沫状，甚至落地成水，恶风寒，舌苔或白腻或水滑，脉弦。治疗轻者可选小柴胡汤去人参、生姜、大枣，加干姜、五味子，此为仲景在《伤寒论》小柴胡汤方后加减法中所示，适宜少阳郁火，寒饮束肺；若重者，也可选小柴胡汤合小青龙汤加减，温以散饮，寒以清热，饮去热清，肺气自宁。

病案举例

马某，男，55 岁，主因咳嗽半个月于 2008 年 1 月 7 日就诊。患者半个月前感冒流涕咽痛，之后咳嗽，就诊时症见咳嗽，痰白黏难出，偶有喉中哮鸣音，汗出恶风，口干不欲饮，面色无华，眼睑下黑，饮水后胃脘胀满，有振水音，大便可，晨起口苦，尿少，舌尖红，苔白腻，脉沉弦。

诊断：咳嗽，辨证为少阳郁火，内有停饮。

治法：和解少阳，温肺化饮。

处方：柴胡 10g，黄芩 10g，法半夏 9g，炙麻黄 5g，桂枝 9g，白芍 9g，干姜 5g，细辛 3g，五味子 6g，炙甘草 6g，陈皮 9g，茯苓 30g，白术 10g，生石膏（先煎）30g。

服药 5 剂后复诊，咳嗽明显减轻，无哮鸣音，痰量明显减少，容易咳出，汗出恶风减轻，小便明显增多，面色较前红润，仍晨起口苦，舌淡胖，苔薄白，脉弦。守前方调理一周咳止。

3. 少阳夹瘀

少阳郁火，邪气留连，病情日久可致气滞血瘀，其特点是除见口苦、咽干等少阳见证外，还可见咳嗽多发于夜间，舌质暗，女性患者可伴有月经血块多、痛经等。治疗可选择小柴胡汤合桂枝茯苓丸或桃核承气汤，和解少阳，化瘀活血，则三焦通利，气血畅达，咳嗽自止。

病案举例

赵某，女，82岁，主因咳嗽半年余于2009年6月11日由其女儿陪同就诊。2008年10月患者患肺炎后咳嗽，之后咳嗽间断发作，呈阵发性，咽痒，晨起痰黄，进食辛辣明显，大便偏干，口干苦，舌暗红，苔薄黄，脉沉弦。

诊断：咳嗽，辨证为少阳郁火，内有瘀血。

治法：和解少阳，化瘀活血。

处方：柴胡15g，黄芩10g，清半夏10g，生姜10g，大枣10g，党参10g，桂枝10g，白芍10g，茯苓12g，牡丹皮10g，桃仁6g，熟大黄5g。

服药7剂后，其女儿来抄方，诉服药2剂而咳大减，既往咳嗽200多天，服中西药物无数，不如这几剂汤药。效不更方，前方再服7剂而痊愈。

4. 太阳少阳合病

外邪侵袭，已入少阳，而太阳证未得尽解，邪气留连于太阳少阳之间，症见恶风，可伴流涕，或咳剧时流涕，咳嗽，咽痒，口苦，痰少色白或黄，舌边舌尖红，脉细弦。治疗上，笔者常选择小柴胡汤合止嗽散。止嗽散为《医学心悟》上的一张治疗咳嗽的名方，适用于外感风寒，肺失宣肃，咳嗽迁延，喉痒痰少。方中紫菀、百部、白前止咳化痰；桔梗、陈皮宣肺止咳消痰；荆芥祛风解表；甘草调和诸药。《医学心悟》中说："本方温润和平，不寒不热，既无攻击过当之虞，大有启门祛贼之势。是以客邪易散，肺气安宁。"与小柴胡汤合用，前者外散太阳表邪，后者和解少阳枢机，太阳少阳两清，邪气外散，则咳嗽自愈。若见汗出恶风者，尤其是既往有慢性咳嗽病史，以小柴胡汤合桂枝加厚朴杏子汤亦是正治之法，笔者临证择用，常有桴鼓之应。

病案举例

张某，女，37岁，主因咳嗽10天于2007年6月27日就诊。患者10天前受凉后流涕咳嗽，自服感冒清热颗粒无明显效果，就诊时症见咽痒咳嗽，恶风，夜晚为剧，无痰，因咳嗽影响睡眠，手足心热，舌胖淡红，苔薄白，脉细弦。

诊断：咳嗽，辨证为太阳少阳合病。

治法：和解少阳，散风止咳。

处方：柴胡10g，黄芩10g，清半夏10g，荆芥10g，白前10g，紫菀10g，炙百部12g，陈皮10g，桔梗10g，炙甘草6g，牛蒡子10g，当归10g。

服药5剂而痊愈。

5. 少阳阳明合病

外邪入里，少阳郁火，内传阳明，可见少阳阳明合病，除口苦、咽干等少阳见证外，还可见腹满、大便干结等胃家实见证。治疗上笔者常选择大柴胡汤加减。方中既有柴胡、黄芩清少阳之火，又有大黄清解阳明里热，可据证再加石膏等清热之品，以此治疗少阳阳明合病之咳嗽，效果明显。

病案举例

吴某，女，36岁，主因咳嗽1个月于2009年2月12日就诊。患者1个月前感冒后咳嗽，曾服感冒清热颗粒、莫西沙星、解毒清肺合剂，疗效不佳，就诊时症见咳嗽，痰少，早晚色黄，咽痒不利，口干苦，大便干，舌胖暗有瘀斑，苔黄腻，脉弦滑。

诊断：咳嗽，辨证为少阳阳明合病。

治法：和解通下。

处方：柴胡10g，黄芩10g，清半夏10g，枳实10g，竹茹10g，陈皮10g，赤芍10g，熟大黄5g，牛蒡子10g，钩藤12g，焦三仙（焦麦芽、焦山楂、焦神曲）各 10g，大贝母（浙贝母）10g。

服药 7 剂后咳减大半，仅晨起偶有痰，气道发痒，早晚咳嗽痰多，大便偏干，舌胖暗有瘀斑，苔薄黄，脉弦滑。原方再进 7 剂，随访知咳止。

四、咳嗽也可辨六经，方证对应可奏功

咳嗽是临床常见病，按传统分为外感咳嗽与内伤咳嗽，目前临床治疗咳嗽以脏腑辨证为多。六经辨证在论治咳嗽一病时也具有鲜明的特色，以下笔者仅就以六经辨证治疗咳嗽谈谈自己的浅见。

（一）太阳病

太阳病为表阳证。太阳病咳嗽多伴咽痒，遇风冷加重，可伴有太阳表证，如恶寒发热、头痛、身痛等太阳表实证，而临床上咳嗽患者以伴有汗出恶风之太阳表虚证更为多见，治疗时笔者根据张仲景所论"喘家作，桂枝汤加厚朴、杏子佳"，予桂枝加厚朴杏子汤治疗。亦有患者汗出不著，唯遇风则咳，可选三拗汤或清代程钟龄的止嗽散。也有患者表有湿邪，症见咳嗽，一身尽痛，日晡所发热，舌苔腻，可选择麻杏苡甘汤。

病案举例

吕某，男，18岁，2010年10月20日由母亲陪同就诊。患者感冒后咳嗽3个多月，服用消炎药及川贝枇杷膏等未好转，就诊时症见咳嗽，气道作痒，流清涕，汗出，恶风，便溏，口干，舌淡红，苔薄白，脉细滑。

西医诊断：感染后咳嗽。

中医诊断：咳嗽（太阳表虚证）。

处方：桂枝加厚朴杏子汤（桂枝10g，白芍10g，生姜15g，大枣10g，炙甘草6g，厚朴10g，杏仁10g），7剂水煎服，日1剂。

10月27日复诊，诉服药后流涕止，气道痒已，咳嗽减轻，渐至咳嗽停止。前方再进5剂巩固疗效。

（二）阳明病

阳明病为里阳证。阳明病咳嗽一般咳声高亢，除咳嗽外，常伴有面赤额痛，或口渴喜饮，或大便干燥之阳明见证，治疗上选择白虎汤或承气汤类。若见阳明湿热证，可选择葛根黄芩黄连汤。咳嗽单纯见阳明证较少，其多与太阳或少阳或太阴合病。太阳阳明合病之咳嗽，临床可见葛根汤证或者麻黄杏仁甘草石膏汤证。

病案举例

某患者，女，44岁，2008年1月21日就诊。患者咳嗽一周，胸片检查阴性，咳痰少色微黄，质黏，恶风寒，颈背恶寒明显，关节疼，无汗，口干喜热饮，咽痒，大便可，小便调，舌胖淡，苔薄，脉细弦。

西医诊断：上呼吸道感染。

中医诊断：咳嗽（太阳与阳明合病）。

处方：葛根汤加味［葛根30g，炙麻黄6g，桂枝9g，白芍9g，生姜10g，大枣10g，炙甘草6g，厚朴9g，杏仁10g，生石膏（先煎）20g］，7剂水煎服，日1剂。

服药4剂后咳减约70%，诸症均减，唯口干，咽痒，舌胖淡，苔薄白，脉细滑略弦。前方加蝉蜕5g，服药5剂后咳止。

（三）少阳病

依笔者临床所见，咳嗽见少阳证最多，尤其是慢性咳嗽，笔者曾发表论文论述从少阳论治外感久咳。咳嗽日久者，多因患者正气不足，"血弱气尽，腠理开，邪气因入"，外邪从太阳传入半表半里，缠绵难愈。此类患者咳嗽的特点为多呈阵发性呛咳，可伴有咽干、口苦、脉弦、遇冷热均咳、咳引两胁痛、胸满等，方药选择小柴胡汤或依《伤寒论》方后加减法即小柴胡汤去生姜、大枣、人参，加干姜、五味子。少阳与他经合病也最多，如邪气由太阳表位传入少阳，太阳未解，兼见少阳，临床非常多见，笔者常选择柴胡桂枝汤加厚朴、杏仁，或者止嗽散合小柴胡汤。若邪气由少阳内传阳明，除口苦、胁胀等少阳见证外，兼有口渴喜饮、大汗出，或者伴有大便干燥且咳嗽常于申酉时加剧者，可分别选择柴胡白虎汤或大柴胡汤两解少阳阳明。

病案举例

某患者，女，32岁，2010年11月15日就诊。咳嗽1个月，无痰，口苦，咽痒，咳声高亢，口干渴，大便日一行，舌淡红，苔薄黄，脉细弦。

西医诊断：慢性咽炎。

中医诊断：咳嗽（少阳病）。

处方：小柴胡汤加减（柴胡12g，黄芩10g，天花粉12g，干姜6g，五味子15g，炙甘草6g），6剂水煎服，日1剂。

服药6剂后复诊，诉服药3剂后病减约60%，口干减，舌淡红，苔薄黄，脉细滑。效不更方，前方再服6剂症解。

（四）太阴病

因太阴病属于里虚寒证，寒饮内生，因此太阴病咳嗽多伴有咳痰，且痰量多。慢性支气管炎患者多有太阴见证，表现为食后腹胀，大便易溏，手足易冷，口和，治疗上可选择理中汤、四君子汤、苓甘五味姜辛夏汤、六君子汤等。太阴病咳嗽临床多兼见太阳证，常因里虚寒而内有痰饮，复感外邪，形成外邪里饮之证，代表方如小青龙汤、厚朴麻黄汤、射干麻黄汤、半夏厚朴汤等。若饮郁化热则见口干、痰黏，成为太阴阳明合病，可仿张仲景的小青龙加石膏汤法以内清阳明。亦有伴咽干、口苦等少阳证者，当合用柴胡剂，如柴朴汤、柴平煎。

病案举例

某患者，女，48岁，2011年2月9日就诊。患者咳嗽半个多月，痰白黏量多，面色苍白，口干，汗多，便溏，小便不利，苔白腻，脉

第一章 经方医论

019

沉弦。

西医诊断：急性支气管炎。

中医诊断：咳嗽（太阴与阳明合病）。

处方：苓甘五味姜辛夏汤加味（茯苓 12g，炙甘草 6g，五味子 15g，干姜 6g，细辛 3g，清半夏 15g，桂枝 10g，生石膏 45g，白芥子 6g，苍术 10g），7 剂水煎服，日 1 剂。

一周后复诊，咳嗽好转约 70%，痰少色白黏，大便成形，小便调，仍汗出，口干，眠差，舌脉如前。前方加生龙骨 15g，生牡蛎 15g 以安神敛汗，服药 7 剂后咳止。

（五）少阴病

少阴病为表阴证，多于咳嗽同时伴有遇风冷打喷嚏、流清涕，手足厥冷，大便易溏，脉多沉细。无汗者选择麻黄细辛附子汤，有汗者可选择桂枝加附子汤，笔者常仿张仲景法加入厚朴和杏仁。

病案举例

某患者，女，50 岁，2009 年 4 月 23 日就诊。患者咳嗽一周，始于感冒后，近 5 年来每年春季停暖气时均有发作，平素畏寒喜暖，就诊时见干咳无痰，背恶寒，易汗出，遇风冷咳嗽，大便不尽感，易腹胀，口中和，舌胖淡暗，苔薄黄，脉沉弦。

西医诊断：感染后咳嗽。

中医诊断：咳嗽（少阴病）。

处方：麻黄细辛附子汤加味［炙麻黄 6g，炮附片（先煎）6g，细辛 3g，炙甘草 10g，干姜 6g，五味子 6g］，7 剂水煎服，日 1 剂。

服药 3 剂后，咳嗽明显减轻，背冷基本缓解。服药 5 剂后咳愈。

（六）厥阴病

厥阴病在临床上最难认知，出现张仲景的厥阴证提纲所言"消渴，气上撞心，心中疼热，饥而不欲食"的表现者在临床较少。据其代表方乌梅丸以方测证，厥阴病多寒热错杂，上热下寒，上热多表现为口干口苦、耳鸣、心烦等，下寒多见肢冷、便溏等。若咳嗽患者兼见上热下寒证，寒热错杂，当属厥阴病。除乌梅丸外，柴胡桂枝干姜汤也适用于厥阴病，因其方中除柴胡、黄芩、天花粉等清热药外，还有干姜、桂枝等温药，冯世纶教授认为其适合半表半里阴证，即厥阴病。笔者在临床遇咳嗽而见寒热错杂者，确见投柴胡桂枝干姜汤而取效。

病案举例

某患者，女，68岁，2009年5月22日就诊。患者咳嗽半年，痰少色白，咽痒，口干口苦，足冷，便溏，夜尿10余次，舌暗红，苔薄腻，脉细弦。

西医诊断：慢性支气管炎。

中医诊断：咳嗽（厥阴病）。

处方：柴胡桂枝干姜汤合当归芍药散加味（柴胡12g，黄芩10g，天花粉12g，桂枝10g，干姜6g，生龙骨15g，生牡蛎15g，炙甘草6g，当归10g，川芎6g，泽泻10g，白芍10g，茯苓12g，苍术10g），7剂水煎服，日1剂。

一周后复诊，咳止，夜尿减至4次，大便时成形时溏，效不更方，前方再进7剂巩固疗效。

五、痰饮水湿本一气，莫忘半夏厚朴剂

仲景方中常有一对药物配伍治疗一类疾病者，比如苓桂剂治疗水饮为患，包括苓桂术甘汤、苓桂甘枣汤、苓桂味甘汤、苓桂甘姜汤、五苓散等，他如麻杏剂治疗咳喘证，包括麻黄汤、麻黄杏仁甘草石膏汤、麻杏苡甘汤等。笔者在临床发现半夏厚朴剂亦是有特色的方剂群，该方剂群以半夏厚朴汤为代表，后世用方在此基础上亦多有发挥，本书笔者仅就半夏厚朴剂做一简要总结，以飨同道。

半夏厚朴剂的主药为半夏、厚朴两味，半夏味辛平，《神农本草经》上谓其"主寒热，心下坚，下气，喉咽肿痛，头眩"；厚朴味苦温，《神农本草经》称其"主中风，伤寒，头痛，寒热，惊悸气，血痹，死肌，去三虫"，《名医别录》谓其"温中益气，消痰下气"。两药配伍，辛开苦降，燥湿化痰，开郁散结，消胀除满。因此半夏厚朴类方剂大多适用于痰饮水湿内停为患。

（一）半夏厚朴汤

半夏厚朴汤出自《金匮要略》，"妇人咽中如有炙脔，半夏厚朴汤主之"，方中除半夏、厚朴外，尚有茯苓、生姜利水化饮，紫苏叶与生姜兼具解表之能，因此本方为太阳太阴合病而设，适合于外邪里饮为患。因半夏善治喉咽肿痛，故该方对于治疗咽喉部位不适尤其擅长，咽喉部位不适可表现为咽喉有痰，堵闷，或者咽喉部异物感，吞之不下，吐之不出，即后世所称的梅核气。《备急千金要方》论及本方可治"胸满，心下坚"，与《神农本草经》上所说半夏之功效甚合，心下当为胃脘部位，因此本方也可治疗胃脘部胀闷伴有嗳气等。

（二）厚朴麻黄汤

厚朴麻黄汤出自《金匮要略》，主治咳而脉浮者。方中半夏降逆化痰；厚朴消痰下气；麻黄宣肺解表；杏仁降气止咳；干姜、细辛温化寒饮；五味子酸收，与麻黄相伍，一散一敛；石膏辛凉，宣泄肺中郁热以除烦；小麦安中养正。全方旨在化饮降逆，止咳平喘。此方适合于饮邪化热，与小青龙加石膏汤颇为相似，虽然没有桂枝，但因有麻黄，故仍可看作太阳太阴阳明合病、外邪里饮、饮郁化热之方。笔者体会本方方证，其外症当不似小青龙汤证之外症明显，痰之性状如小青龙加石膏汤证之痰色白而黏，脉象确如《金匮要略》原文所讲以脉浮为佳。

（三）厚朴生姜半夏甘草人参汤

厚朴生姜半夏甘草人参汤出自《伤寒论》，原文为："发汗后，腹胀满者，厚朴生姜半夏甘草人参汤主之。"方中重用厚朴下气除满，半夏降逆和胃，生姜、人参、甘草补虚行滞。本方适合于太阴病，虚满虚胀，但查方中有半夏、生姜、厚朴，这三味药具消痰化饮之能，故可治伴有痰饮，且原方生姜半斤之量，配合半夏，止呕力强，因此该方证患者可伴有恶心、咳痰。如方有执亦说："汗后腹胀满者，胃中干，阳虚气滞而伏饮停蓄也。人参、甘草之甘，益胃而滋干；生姜、半夏之辛，蠲饮而散满。"（出自《伤寒论条辨》）因此笔者认为本方可治疗痰饮停蓄、脾虚气滞之腹胀满。临床上有患者除腹胀、便溏外，还兼有咽中痰堵、咳咯难出、痰凝气滞之半夏厚朴汤证，此时笔者将二方合用；亦有患者腹胀嗳气，大便稀溏，口苦而干，胃脘喜暖恶寒，舌苔黄腻，呈寒热错杂证，此时笔者常将厚朴生姜半夏甘草人参汤与半夏泻心汤合用。

（四）苏子降气汤

苏子降气汤出自《太平惠民和剂局方》，主治"男、女虚阳上攻，气不升降，上盛下虚，膈壅痰多，咽喉不利，咳嗽，虚烦引饮，头目昏眩，腰疼脚弱，肢体倦怠，腹肚疞刺，冷热气泻，大便风秘，涩滞不通，肢体浮肿，有妨饮食"。与半夏厚朴汤比较，两方均有半夏、厚朴、生姜，该方用前胡、当归、肉桂、大枣、甘草，故扶正降逆力强，紫苏叶易为紫苏子，亦为太阴病之方，无半夏厚朴汤之解表之力，适用于太阴里虚、痰涎壅盛于上而下元不足之证。笔者在临床应用该方时，多见痰多壅上、咽喉痰堵、头汗如珠、畏寒肢冷、寸关脉滑而尺脉无力等症状。

（五）藿香正气散

藿香正气散出自《太平惠民和剂局方》，"治伤寒头疼，憎寒壮热，上喘咳嗽，五劳七伤，八般风痰，五般膈气，心腹冷痛，反胃呕恶，气泻霍乱，脏腑虚鸣，山岚瘴疟，遍身虚肿；妇人产前、产后，血气刺痛；小儿疳伤，并宜治之"。该方多用于外感风寒、内伤湿滞及四时感冒，且对夏季暑湿感冒疗效尤为显著。夏季湿气较盛，湿伤于头目则头昏、头痛；伤于中焦脾胃则胸膈痞闷、脘腹胀满，或呕，或吐；伤于下焦则引发便溏或泄泻。方中藿香芳香化湿，和中止呕，并能发散风寒；紫苏、白芷辛香发散，助藿香外散风寒，兼可芳香化浊；厚朴、陈皮、半夏曲行气燥湿，和中消滞；白术、茯苓健脾祛湿；大腹皮行气；桔梗宣肺；生姜、大枣、甘草调和脾胃，且和药性。诸药合用，共成解表化湿、理气和中之功。本方含有半夏厚朴汤的所有成分，在此基础上增加藿香、白芷外散风寒，增加陈皮、大枣、白术健脾燥湿，增加大腹皮行气，增加桔梗宣肺，因此该方较半夏厚朴汤解表和中力强，为太阳太阴合病之方。

（六）三仁汤

三仁汤出自吴鞠通的《温病条辨》，原文是"头痛恶寒，身重疼痛，舌白不渴，脉弦细而濡，面色淡黄，胸闷不饥，午后身热，状若阴虚，病难速已，名曰湿温。汗之则神昏耳聋，甚则目瞑不欲言，下之则洞泄，润之则病深不解。长夏、深秋、冬日同法，三仁汤主之"。其指出"惟以三仁汤轻开上焦肺气，盖肺主一身之气，气化则湿亦化也"。方中用杏仁宣通上焦肺气，使气化有助于湿化；白蔻仁（白豆蔻）化中焦湿滞，化浊和中；薏苡仁健脾渗湿，使湿热从下而去；半夏、厚朴除湿消痞，行气除满；通草、滑石、竹叶清热利湿。诸药合用，共奏清热利湿、升清化浊之功。本方与半夏厚朴汤比较，除半夏、厚朴外，半夏厚朴汤中有紫苏叶、生姜宣肺散寒化饮，有茯苓甘淡利湿，三仁汤用杏仁宣肺，白蔻仁畅中，竹叶、滑石、薏苡仁、通草侧重甘寒利湿。两方相较，半夏厚朴汤以紫苏叶宣上，厚朴畅中，茯苓渗下，开三焦分治之法门，三仁汤效法仲景，用杏仁宣上，厚朴、白蔻仁畅中，竹叶、滑石、薏苡仁、通草渗下。所不同者，半夏厚朴汤中的紫苏叶、生姜偏温而兼具解表之能，适用于外邪里饮，侧重太阴，兼有太阳，有学者习惯将紫苏叶改为紫苏子，则更成太阴虚寒停饮之方；而三仁汤因竹叶、滑石、薏苡仁都为甘寒之品，可渗利湿热，适用于湿热内停，侧重阳明，为阳明湿热之方。

（七）连朴饮

连朴饮出自《霍乱论》，主治"湿热蕴伏而成霍乱，兼能行食涤痰"。患者表现出上吐下泻、胸脘痞闷、心烦躁扰、小便短赤、舌苔黄腻、脉滑等。方中黄连清热燥湿，厚朴理气化湿，焦栀子、香豉（淡豆豉）清郁热、除烦闷，芦根清热生津，石菖蒲芳香化浊，制半夏化湿和中。诸药相伍，共奏清热化湿、理气和中之效。方中除半夏、厚朴外，还有栀子豉汤清胸膈郁热，石菖蒲化浊畅中，黄连、芦根均偏寒凉清热，从全方来看侧重中焦阳明湿热为患。

（八）藿朴夏苓汤

藿朴夏苓汤出自《退思庐感证辑要》引《医原》，治疗湿温初起，身热恶寒，肢体困倦，胸闷口腻，舌苔薄白，脉濡缓。与半夏厚朴汤相比，二方均有半夏、厚朴、茯苓，而藿朴夏苓汤还有藿香、淡豆豉化湿解表，杏仁开宣肺气，白豆蔻化湿，薏苡仁、泽泻、猪苓淡渗利湿，该方证当为太阳阳明合病，属太阳表湿与阳明里湿相合。与三仁汤比较，该方因有藿香、淡豆豉故解表力强，少滑石、竹叶等甘寒之品故而清热力弱。

总之，半夏厚朴剂以半夏、厚朴为主药，适用于痰饮水湿为患的各类疾病。此类方剂以半夏厚朴汤为源头，采用辛开苦降之法，上中下三焦分治，成为治疗痰饮水湿的一大法门。在半夏厚朴汤方中，仲景以紫苏叶宣上、厚朴畅中、茯苓渗下，后世医家在此基础上，以杏仁、藿香等替代紫苏叶，以白豆蔻加强和中，以竹叶、泽泻、猪苓、滑石等充实渗下，可看作是对仲景之法的进一步发挥。

六、伤寒方后加减法，临床明验可师法

在《伤寒论》以及《金匮要略》中方后注涉及加减法共有 13 处，对方后注的加减法是否是仲景的原意，中医学界有争论，有人认为是张仲景的本意，有人说是后人加的。笔者认为对待方后注的加减法不可简单地断定可取与否，不要盲目否定也不要盲目肯定，实践是检验其可靠与否的金标准。我个人觉得方后注的加减法还是有可取之处的。

笔者曾尝试仲景的加减法，如小柴胡汤治疗咳嗽，方后注的加减法为小柴胡汤减去人参、生姜、大枣，加干姜、五味子，后世称为六味小柴胡汤，笔者应用六味小柴胡汤治疗咳嗽确实有效。

案例 1

张某，女，32 岁，2010 年 11 月 15 日就诊。患者主诉咳嗽 1 个月，近 3 年来每年秋冬季节均咳嗽，每年持续 3 个月，遇冷甚，半年前曾体检胸片检查为阴性。就诊时症见咳嗽无痰，咽痒，咳声高亢，大便日一行，口干渴，舌淡红，苔薄黄，脉细弦。咽痒、脉细弦为少阳见证，宗仲景小柴胡汤加减法，咳嗽则小柴胡汤去人参、大枣、生姜，加干姜、五味子，口渴则去半夏加天花粉。

处方如下：柴胡 12g，黄芩 10g，天花粉 12g，干姜 6g，五味子 15g，炙甘草 6g，6 剂水煎服。

11 月 22 日复诊，诉服药 3 剂后病减约 60%，月经正行，经行 10 天，量少，口干减，舌淡红，苔薄黄，脉细滑。效不更方，服药 6 剂后痊愈。

案例 2

雷某，女，30 岁，2011 年 11 月 28 日就诊。患者形瘦肤白，诉咳嗽一周，一周前发热，服用双黄连口服液、拜复乐热退而咳嗽未愈，就诊时症见晚间咳嗽至凌晨 5 点咳止，早晚咳痰稀白泡沫样，咽痒，既往时有凌晨心悸，晨起眼睑肿，月经量可，手足冷，大便软。既往病史有 2009 年曾被诊断有支气管哮喘，曾用舒利迭、哮喘宁（甲氧那明）颗粒剂，未规律用药。舌胖淡，苔薄白，脉细弦。考虑患者咽痒、脉弦，此为少阳证，眼睑肿而心悸，痰稀白泡沫样，此为内有水饮，故宗仲景法小柴胡汤去黄芩加茯苓，去人参、大枣、生姜，加干姜、五味子。

处方如下：柴胡 12g，茯苓 12g，清半夏 15g，炙甘草 6g，干姜 6g，五味子 15g，当归 10g。

一周后咳止肿消，痰少便软，口干，故前方改半夏为天花粉 12g 续服。

四逆散方后的加减法同样适用于临床。

案例 3

高某，男，26 岁，2009 年 6 月 4 日就诊。患者主诉咳嗽一周，无发热，痰少色白质黏，无咽部不利，口中和，大便溏，日一行，白天易咳，午后明显，舌胖淡，苔薄，脉细弦。考虑患者形瘦，口和便溏，属太阴不足，脉细弦，无口苦，属少阳四逆散证，因咳嗽按方后注加干姜、五味子。

处方如下：柴胡 10g，白芍 10g，枳实 10g，炙甘草 6g，干姜 10g，五味子 10g，7 剂水煎服。

6 月 11 日复诊，诉服药 2 剂后咳嗽明显减轻，症几愈，后因天气变冷复咳，但症状仍较服药前大为减轻，痰少色白质黏，口中和，大便溏，有时胸闷，舌胖淡，苔薄白，脉细弦。药证相对，咳嗽几愈，复因感寒而剧，仍遵前法。苔白、胸闷，因此合茯苓杏仁甘草汤祛饮，前方干姜改为 15g，加茯苓 12g，杏仁 10g，7 剂水煎服。

案例4

李某，男，30岁，2011年1月3日因喷嚏、流涕2个多月就诊。患者时咳，大便稀溏，便前腹痛，四肢冷，舌胖淡、苔薄白，脉细弦。考虑患者脾虚卫外不固，初以补中益气汤乏效，后思及《皇汉医学》曾有四逆散治疗鼻炎之案例。本患者四肢冷，脉细弦，颇合四逆散证，二诊改为四逆散，按方后注加减法"咳加五味子、干姜，并主下利"，本患者咳嗽，大便稀溏，故加干姜、五味子。服药半个月而喷嚏、流涕止，咳嗽缓解，大便成形。

从病例体会出仲景方后注与临床实践相符，可以指导临床应用。此外，方后注的另一个作用就是可以帮助我们认识药证。比如《伤寒论》中不止一次提到小便不利加茯苓，说明仲景用茯苓利水；腹痛加芍药，说明芍药可以止腹痛；口渴加天花粉，说明天花粉生津止渴；咳嗽加干姜、五味子，说明此对药可以止咳。如此种种，我们在临床可以借鉴应用，毕竟在临床上遇到的病人情况复杂多变，在掌握方证的基础上还须掌握药证，这样辨证论治才会更加精确。

七、苓桂利水兼解表，里证水饮用苓芍

伤寒大家刘渡舟在其《伤寒论临证指要》"水证论"中提到苓芍术甘汤，认为仲景在论述桂枝汤的加减法中，既有去桂枝，也有去芍药，既有加桂枝，也有加芍药，这种桂枝、芍药相互对应的规律符合疾病的客观要求。所以笔者认为《伤寒论》仅有苓桂术甘汤而缺少苓芍术甘汤的存在，似乎违背了仲景一贯阴阳兼顾的用方特点，刻意求索，终于发现桂枝去桂加茯苓白术汤正是刘渡舟追求的苓芍术甘汤。

关于桂枝去桂加茯苓白术汤，历代医家对此争论不休。有些医家认为是后世传抄错误，应为桂枝去芍加茯苓白术汤；有些医家认为应是桂枝减量加茯苓白术汤；有些医家认为既不去桂也不去芍；有些医家则坚持认为应遵从仲景原意，即应为桂枝去桂加茯苓白术汤，刘渡舟就执此观点。

笔者对刘渡舟的观点深以为然，刘渡舟不仅提出苓芍术甘汤与苓桂术甘汤相对，更提出二者的区别。苓桂术甘汤旨在通阳而治胸满心悸；苓芍术甘汤旨在和阴利水而治心下满微痛、小便不利。桂枝走表利于上，芍药走里利于下，上为阳，下为阴，正体现仲景的桂枝、芍药对应规律作用在水气病中而各显身手，以尽发汗、利小便之能事也。

笔者认为除了刘渡舟讲的苓芍术甘汤与苓桂术甘汤相对应之外，《伤寒论》中有苓桂剂系列方药，如苓桂术甘汤、苓桂甘枣汤、苓桂甘姜汤、苓桂味甘汤等，那《伤寒论》中有无对应的苓芍剂呢？答案是肯定的。

纵观仲景的《伤寒论》和《金匮要略》，苓芍类方剂主要有桂枝去桂加茯苓白术汤、真武汤、附子汤和当归芍药散。

真武汤由附子、茯苓、白术、生姜、白芍组成。《伤寒论》中涉及真武汤的原文有第82条，曰："太阳病发汗，汗出不解，其人仍发热，心下悸，头眩，身𣊏动，振振欲擗地者，真武汤主之。"第316条曰："少阴病，二三日不已，至四五日，腹痛，小便不利，四肢沉重疼痛，自下利者，此为有水气。其人或咳，或小便利，或下利，或呕者，真武汤主之。"可见，真武汤适用于阳气不足、水饮内停者。

附子汤由附子、茯苓、白术、人参、白芍组成。《伤寒论》中涉及附子汤的原文有第304条，曰："少阴病，得之一二日，口中和，其背恶寒者，当灸之，附子汤主之。"第305条曰："少阴病，身体痛，手足寒，骨节痛，脉沉者，附子汤主之。"

当归芍药散由茯苓、白术、泽泻、白芍、当归、川芎组成。出自《金匮要略·妇人妊娠病脉证并治第二十》，原文说："妇人怀娠，腹中㽲痛，当归芍药散主之。"《金匮要略·妇人杂病脉证并治第二十二》说："妇人腹中诸疾痛，当归芍药散主之。"由此可见，该方是治疗妇人腹中痛的主方。

四方的组成异同见下表（表1-1）：

表1-1　四方组成异同表

	茯苓	白术	白芍	其他药物		
桂枝去桂加茯苓白术汤	三两	三两	三两	生姜三两	大枣十二枚	炙甘草二两
真武汤	三两	二两	三两		生姜三两	附子一枚
附子汤	三两	四两	三两		人参二两	附子二枚
当归芍药散	四两	四两	一斤	川芎三两	当归三两	泽泻半斤

从里虚寒的角度看，真武汤以附子替代桂枝去桂加茯苓白术汤之大枣、甘草，表明真武汤证的里虚寒较桂枝去桂加茯苓白术汤证的里虚寒为甚。附子汤在真武汤的基础上增加附子一枚以及人参二两，白术增量，少了生姜，总体而言，附子汤证的虚寒比真武汤证的虚寒更甚。因

此从虚寒而言，以桂枝去桂加茯苓白术汤证最轻，真武汤证为重，附子汤证最重。

从病邪性质而言，桂枝去桂加茯苓白术汤以及真武汤的原文都提到小便不利，且二者方中均比附子汤多一味生姜化饮，说明此二方邪气主要为水饮。但桂枝去桂加茯苓白术汤的原文只提到头项强痛、心下满微痛，而真武汤的原文提到心下悸、头眩、身瞤动、腹痛、自下利等，说明真武汤证之水气较桂枝去桂加茯苓白术汤证之水气为重。而据《金匮要略·痉湿暍病脉证第二》描述，桂枝附子去桂枝加白术汤方后注说："即是术、附并走皮中逐水气，未得除故耳。"白术、附子共用且量大，可驱除肌表水湿。结合附子汤的原文看，附子汤侧重驱除肌表寒湿，其病邪主要为寒湿。

从所治疗症状而言，桂枝去桂加茯苓白术汤和真武汤的原文均提到发热，说明二方均有治疗水郁发热之功。三方都有经脉不利而疼痛之症，桂枝去桂加茯苓白术汤的原文提到"头项强痛"，而真武汤的原文提到"四肢沉重疼痛"，附子汤的原文提到"身体痛，骨节痛"，说明桂枝去桂加茯苓白术汤证的经脉不利见证偏于上部阳位，而真武汤证的经脉不利见证见于四肢，附子汤证的疼痛最明显。论及疼痛，《伤寒论》中提到"发汗后，身疼痛，脉沉迟者，桂枝加芍药生姜各一两人参三两新加汤主之"与"少阴病，身体痛，手足寒，骨节痛，脉沉者，附子汤主之"，可以互参。前者以气血不足为主，故于桂枝汤的基础上增加人参；后者以阳虚寒湿为重，故于桂枝去桂加茯苓白术汤的基础上去生姜、大枣、甘草，增附子、人参。当归芍药散是治疗妇人腹痛之妙方，与真武汤及附子汤比较，本方没有附子温阳，而是有当归、川芎，侧重于治疗津血不足，且茯苓、白术均增量，又增加了泽泻，故利水逐湿功能增强，白芍原方有一斤之多，取白芍逐血痹且止痛力强。

总之，苓芍剂是临床上的一个方剂群。主药茯苓的功效，《神农本草经》云："主胸胁逆气，忧恚，惊邪，恐悸，心下结痛，寒热烦满，咳逆，口焦舌干，利小便。"《名医别录》谓："止消渴，好睡，大腹，淋沥，膈中痰水，水肿淋结。开胸腑，调脏气，伐肾邪，长阴，益气力，保神守中。"主药白芍的功效，《神农本草经》记载曰："主邪气腹痛，除血痹，破坚积寒热疝瘕，止痛，利小便，益气。"《名医别录》谓："通顺血脉，缓中，散恶血，逐贼血，去水气，利膀胱、大小肠，消痈肿，（治）时行寒热，中恶腹痛，腰痛。"

从以上古籍记载来看，茯苓、白芍两味药均有利小便之能，两药配伍，共奏利水除湿之功。因此苓芍剂与苓桂剂一样，均能利水。所不同者，正如刘渡舟所说，茯苓、桂枝合用，因桂枝走表，故苓桂剂侧重于水饮上冲，如眩晕、心悸、呕吐等；而白芍走里，故苓芍剂侧重于水湿下注，如下肢水肿、带下增多、泄泻等。苓芍剂多配伍白术增强除湿之能，且在此基础上，根据里虚的不同分别配合温阳益气药物（如真武汤、附子汤），或养血和血药物（如当归芍药散）。

八、三阳合病不难辨，治法长沙句中探

三阳合病一词语出仲景《伤寒论》，三阳意指太阳、少阳、阳明，合病指二三经同病。三阳合病即是太阳、少阳、阳明三经同时发病。张仲景对三阳合病语焉甚详，后世医家也常将其应用于临床，本书笔者仅就三阳合病的临床特点及其应用做一探讨。

（一）三阳合病之临床表现

仲景在论及三阳合病时，主要条文有"伤寒四五日，身热，恶风，颈项强，胁下满，手足温而渴者，小柴胡汤主之"（第99条）；"伤寒八九日，下之，胸满，烦惊，小便不利，谵语，一身尽重，不可转侧者，柴胡加龙骨牡蛎汤主之"（第107条）；"伤寒五六日，头汗出，微恶寒，手足冷，心下满，口不欲食，大便硬，脉细者，此为阳微结，必有表，复有里也……可与小柴胡汤。设不了了者，得屎而解"（第148条）；"阳明中风，口苦，咽干，腹满，微喘，发热，恶寒，脉浮而紧。若下之，则腹满、小便难也"（第189条）；"三阳合病，腹满，身重，难以转侧，口不仁，面垢，谵语，遗尿。发汗则谵语，下之则额上生汗、手足逆冷。若自汗出者，白虎汤主之"（第219条）；"三阳合病，脉浮大，上关上，但欲眠睡，目合则汗"（第268条）。

从以上条文总结出三阳合病的主要临床表现，太阳见证有恶风、恶寒、身热、手足冷、身重、难以转侧、脉浮大、脉浮紧等，少阳见证有口苦、咽干、胁下满、心下满、口不欲食、脉细等，阳明见证有腹满、自汗出、微喘、谵语、面垢等。

从时间来看，《伤寒论》中给出了伤寒四五日、伤寒五六日、伤寒八九日，看来三阳合病一般出现在感邪发病4天之后。

（二）三阳合病之临床对策

1. 直解一经

三阳合病虽然是太阳、少阳、阳明三经同病，但毕竟也有邪气偏重于某经的不同，选择方药可径直解决病重的一经，而使其他两经的症状亦随之而解。

如"伤寒四五日，身热，恶风，颈项强，胁下满，手足温而渴者，小柴胡汤主之"，从条文来看，仲景所言身热、恶风为太阳见证，而未言发热、恶风或恶寒；手足温而渴则为阳明见证，而未言便坚、腹痛、燥渴。看来太阳中风、阳明有热都微有其象，而胁下满是病机关键，故仲景直解少阳，取小柴胡汤。

再如"三阳合病，腹满，身重，难以转侧，口不仁，面垢，谵语，遗尿。发汗则谵语，下之则额上生汗、手足逆冷。若自汗出者，白虎汤主之"，条文中腹满、面垢、谵语、遗尿为阳明见证，身重、难以转侧为太阳见证，口不仁为少阳见证。综合条文，当为阳明见证重，且有自汗出，说明阳明热盛迫津外泻，故径以白虎汤清透内外邪热使三阳合病解。

2. 次第解邪

治疗三阳合病的另一个对策就是先解一经之邪，若他经邪气未解，再次第解决。

如"伤寒五六日，头汗出，微恶寒，手足冷，心下满，口不欲食，大便硬，脉细者，此为阳微结……可与小柴胡汤。设不了了者，得屎而解"，微恶寒、手足冷为太阳见证，心下满、口不欲食、脉细为少阳见证，大便硬、头汗出为阳明见证。阳明有结实，但是阳微结，不重，此半在里半在外，而以少阳为主，兼带些许太阳证、阳明证，所以仲景选择小柴胡汤通上焦、和胃气。如果治疗不彻底，仲景提到得屎而解，即用了小柴胡汤没彻底清除阳明热结，要通便来解决。仲景虽未给方，但可想见，调胃承气汤通便泻热和胃，当为首选。此处仲景给后人示范了三阳合病先解少阳后解阳明的次第解邪的治疗方法。

3. 三阳合治

在《伤寒论》中仲景对三阳合病虽未给出三阳合治的方药，但据仲景治疗太阳少阳合病之柴胡桂枝汤、少阳阳明合病之大柴胡汤等，也足以师其法而采用三阳合治的方法来治疗三阳合病。后世医家运用此法者亦不乏其人。

如明代陶节庵的《伤寒六书》中所载之柴葛解肌汤，张秉成的《成方便读》中有一段关于该方的精彩评述，谓其"治三阳合病，风邪外客，表不解而里有热者。故以柴胡解少阳之表，葛根、白芷解阳明之表，羌活解太阳之表，如是则表邪无容足之地矣。然表邪盛者，内必郁而为热，热则必伤阴，故以石膏、黄芩清其热，芍药、甘草护其阴，桔梗能升能降，可导可宣，使内外不留余蕴耳。用姜、枣者，亦不过藉其和营卫，致津液，通表里，而邪去正安也"。所以从其方药组成而言确是三阳合治之经典方。

金元时期刘河间的《黄帝素问宣明论方》中所载之防风通圣散，历来被视为表里双解之名方，但就其方药而言，防风、荆芥、麻黄外解太阳，大黄、芒硝内解阳明，黄芩、栀子清解少阳，亦具三阳合治之意。

当代医家何绍奇在其《读书析疑与临证得失》一书中所载之感冒八味方，方中药物为荆芥、防风、竹叶、石膏、柴胡、黄芩、金银花、连翘，显然就是一个三阳合治之方。

当代医家武维屏尤擅长治疗三阳合病的外感发热，其创立的柴胡解热饮（荆芥、柴胡、黄芩、石膏等）亦是三阳合治之方。

（三）三阳合病之治疗特点

1. 治重少阳

因为少阳处在太阳、阳明之间，为邪气内传之必经之路。太阳为开，其病为表证；阳明为合，其病为里证；少阳为枢，其病为半表半里证。另外，少阳胆腑依附于肝，其位也在胁下，与肝表里相连，其气亦有疏泄作用，可通达表里内外。外可从太阳之开，内可从阳明之合。少阳枢机通利，则外邪易散，内邪易解，无闭门留寇之虞，有启门逐邪之功。仲景在论述三阳合病的治疗时，如上文所述用小柴胡汤直解少阳一经，次第解邪时亦先取小柴胡汤解决少阳，再解阳明。在《伤寒论》第230条中谈及"阳明病，胁下硬满，不大便而呕，舌上白苔者，可与小柴胡汤，上焦得通，津液得下，胃气因和，身濈然汗出而解也"，说明小柴胡汤用于治疗少阳，有疏利肝胆、通利三焦之功。故三阳合病时治疗之重点当在少阳，即便是三阳合治时也当给予少阳足够的重视。

2. 临证权变

三阳合病，因太阳、少阳、阳明三经的邪气轻重有不同，抑或兼夹的邪气有异，故其临床表现多种多样。如仲景之例"伤寒八九日，下之，胸满，烦惊，小便不利，谵语，一身尽重，不可转侧者，柴胡加龙骨牡蛎汤主之"，因误下，邪气入里，以胸满、烦惊为主，少阳邪气为重，予小柴胡汤加桂枝、茯苓、大黄解太阳、少阳、阳明之邪，加龙骨、牡蛎、铅丹镇胆气、止烦惊。后世仿仲景意于三阳合治上亦有发展。如何绍奇对外感发热进行三阳合治，在其感冒八味方的基础上，咽痛加牛蒡子、蒲公英；夹湿加滑石、芦根。武维屏对咽喉肿痛甚者加板蓝根、马勃、元参（玄参）；若咳嗽痰多者加杏仁、大贝母、瓜蒌等止咳化痰；夹湿加藿香、佩兰。

3. 经腑用药

太阳、少阳、阳明均有经病和腑病之分，因此临证时药物选择也有所区别。总结仲景及后世医家的经验，太阳经病风寒常选择麻黄、桂枝、荆芥、防风等，若夹湿邪常选羌活，腑病则常选桂枝、茯苓等。少阳经病常选柴胡，腑病则选黄芩。阳明经病常选石膏、知母、葛根等，若夹湿热可选黄连，而腑病常选大黄、芒硝等。

以上笔者不揣冒昧，对三阳合病做一小结，疏漏之处，敬希同道指正。

九、血虚水盛要探究，仍在长沙法中求

近年来，血虚水盛一词时常见于诸中医杂志及报纸，部分学者用之指导中医临床，但少有人在文献中对此进行深入探讨。笔者跟冯世纶老师抄方时常听老师提及此词。文章仅以笔者跟老师所学结合自己的临证体会对血虚水盛一词的由来、内涵、该证候产生的原因和症状特点及治法方药进行探讨，以期抛砖引玉。

（一）名词由来

"血虚水盛"一词由冯世纶首先提出，在 2001 年出版的《中国百年百名中医临床家丛书——胡希恕》中冯世纶总结胡希恕论治肝炎、肝硬化的经验时提到"有关肝硬化、肝腹水的论治……胡希恕认为，该病主要是气虚血虚，血虚水盛"，明确提出了"血虚水盛"一词。之后其文章中也提出了"津血虚而水湿盛"以及"血虚水盛病厥阴，养血利水正能康"。此后一些学者以及冯世纶的弟子在报刊上引用该词，而使得该名词出现的频率逐渐增多。

（二）名词内涵

血虚指的是津血不足，水盛指的是痰饮内盛。按常法分析，津血与水饮俱属阴，津血不足与痰饮内盛似乎不应同时出现，可临床上常常有阴血不足和痰饮内盛并见的现象。医圣张仲景在治疗阴虚水饮证上有猪苓汤之先例。当代有学者认为临床上存在阴虚痰饮证，有学者在总结王孟英的《回春录》及自己的临证经验时也认为咳嗽有阴虚与痰饮并见者。因此作为一个临床病理现象，血虚水盛的确客观存在，值得我们探讨。

（三）产生原因

按冯世纶的观点，生理上血与水成比例，二者是矛盾的双方，血虚则水盛。笔者认为此二者有类似李东垣所说的气虚发热之"火与元气不两立，一胜则一负"。究其原因，概由于太阴虚寒所致。水谷进入人体，本该化为气血津液，荣养周身。若太阴虚寒，则水谷不归正化，反聚痰成饮，致水饮内生。因此一方面气血生化不足而见阴亏血少，另一方面水湿停聚而痰饮内盛。

有学者认为阴虚痰饮证有以下二方面成因：①饮虽为阴邪，但始起多由于阳虚阴盛，然病久阳损及阴，而见阴虚或阴阳两虚与痰饮并存之证。痰饮咳嗽患者通常病势绵延，由于长年有大量痰液排出，耗伤阴液；或寒邪久郁化热，或反复感受风热燥邪，热伤肺阴；或化痰时过用温燥之药、祛邪时过用辛散之品，日久伤阴。此为金不生水，肾阴亦亏。②素体阴虚火旺，上迫于肺，肺气热，煎熬津液凝结为痰。尽管医家对此类病的产生原因见仁见智，但共同之处就是均认为痰饮水湿与阴血亏虚并不悖逆，可以并见。津血不足、血不养心则临床可见心慌、失眠，阴津不足则口干、便干，苔剥，脉细。水饮盛可见咳嗽、白痰、胃脘动悸、恶心纳差、喉中痰鸣、泛吐清水、头晕、口干不欲饮、尿少、心下满、吞酸、水肿等，苔白腻，脉弦或滑。

总体而言，血虚水盛属里虚寒，六经辨证当属太阴病。但由于津血虚而容易出现虚热，如口干、耳鸣、面赤等，而水饮原乎里虚寒，故临证表现常寒热错杂，尤以上热下寒为多见，故厥阴病在临床亦不鲜见。他如水饮化热兼有阳明者也可见到。

（四）治法方药

血虚水盛既有津血不足，又兼水饮内盛，故治疗当扶正祛邪，养血利水实为正治之法。当然若纯系太阴病，又当根据张仲景之"当温之，宜服四逆辈"而合用温补之法。若寒热错杂，病在厥阴者当寒热并调，具体方有如下。

1. 当归芍药散

此为治疗血虚水盛之代表方，出自《金匮要略·妇人妊娠病脉证并治第二十》，曰："妇人怀娠，腹中疗痛，当归芍药散主之。"方中有三血药：当归、白芍、川芎养血；有三水药：茯苓、泽泻、白术利水。该方适合的患者形体可胖可瘦，舌苔多腻，舌质可暗，舌体多胖大。病兼少阳可合用四逆散或小柴胡汤，胃虚停饮可合用茯苓饮。笔者曾以该方合用四逆散治疗经期哮喘、合用茯苓饮治疗水肿，皆有效验。

2. 猪苓汤

此方出自《伤寒论》，曰："若脉浮，发热，渴欲饮水，小便不利者，猪苓汤主之。""少阴病，下利六七日，咳而呕渴，心烦不得眠者，猪苓汤主之。"方中猪苓、茯苓、泽泻、滑石利水，阿胶养血滋阴。该方治疗阴血不足、水热互结之证。与当归芍药散相比，本方利水有余而养血不足。

3. 金水六君煎

此方出自《景岳全书》，可"治肺肾虚寒、水泛为痰，或年迈阴虚、气血不足、外受风寒、咳嗽、呕恶、多痰、喘急等证"。"阴气不足，多痰兼燥而咳者，金水六君煎。""凡属阴虚少血，或脾肺虚寒之辈，则最易感邪。但察其脉体稍弱，胸膈无滞，或肾气不足，水泛为痰，或心嘈呕恶，饥不欲食，或年及中衰，血气渐弱，而咳嗽不能愈者，悉宜金水六君煎加减主之。""若虚在阴分水泛为痰而呕吐者，宜金水六君煎。"既往每读张景岳论该方之时常感困惑，按中医理论虚寒当属阳虚，如何又说阴虚少血呢？今以六经理论分析，当属于里虚寒而津血不足、痰饮内盛，十分清楚。方中以二陈汤（陈皮、半夏、茯苓、生姜、炙甘草）化痰饮，用熟地黄、当归养阴血，与当归芍药散何其相似，故笔者认为该方亦为治疗血虚水盛之方。

（五）应用举例

案1

某患者，女，31岁。

初诊：2008年9月3日。患者咳嗽憋气半年，咳稀白痰，流清涕，喷嚏，鼻痒，恶风冷，咽痛，便溏，口干，手足凉，月经血块多，舌淡，苔白腻，脉细弦。

西医诊断：咳嗽，变异性哮喘。

中医诊断：咳嗽。

中医辨证：厥阴太阴合病，血虚水盛，为柴胡桂枝干姜汤合当归芍药散方证。

处方：柴胡12g，黄芩10g，天花粉12g，桂枝10g，干姜10g，生龙骨15g，生牡蛎15g，炙甘草6g，当归10g，白芍10g，川芎6g，泽泻10g，苍术12g，茯苓12g，7剂水煎服，日1剂，早晚分服。

一周后复诊见咽痛已，喷嚏、流涕减少约30%，气短好转，咳稀白痰、鼻痒明显减轻，大便如常，手足凉，尿频，舌淡红，苔薄腻，脉细弦。前方再服7剂后，咳嗽、气短缓解，喷嚏、流涕二三日发作一次，程度较前减轻。原方7剂善后。

按：初诊时患者咽痛，口干，为上有热；恶风寒，手足凉，便溏，为下有寒；苔腻，咳白痰，为水盛；口干，脉细，为津血不足。寒热错杂，血虚水盛，属于厥阴太阴合病，投以柴胡桂枝干姜汤合当归芍药散，药证合拍，故取佳效。

案2

某患者，女，84岁。

初诊：2008年9月14日。患者有慢性支气管炎多年，平素吸烟，有股骨颈骨折史。半个月前咳嗽加重，于北京积水潭医院静脉点滴抗生素之后纳差、体弱乏力，中医科会诊，吃汤约6剂后腹泻。就诊时症见形体瘦弱，面色萎黄，咳嗽，痰白黏难咳出，口干，胃脘胀满，便溏，舌淡红，苔白腻，脉细滑尺弱。

西医诊断：慢性阻塞性肺疾病。

中医诊断：咳嗽。

中医辨证：太阳太阴阳明合病，血虚水盛，为金水六君煎合苓桂术甘汤加生石膏方证。

处方：熟地黄15g，当归10g，陈皮10g，清半夏10g，茯苓30g，桂枝10g，白术10g，炙甘草6g，生石膏30g，7剂水煎服，日1剂，早晚分服。

服药一周后，咳嗽明显减轻，痰易咳出，其家属再照原方抓药，连服半个月，咳止，痰近乎无，胃脘无不适。

按：乏力，年高形瘦，面色萎黄，脉细，为阴血不足；胃脘胀满，便溏，咳嗽，痰白，苔白而腻，为外邪里饮；口干，为饮郁化热。病在太阳太阴阳明，故以金水六君煎养阴血、化痰饮，合苓桂术甘汤解外化饮，加生石膏清阳明上热、解凝。投药中鹄，因而取效甚捷。

十、脉象最宜仔细辨，经方秘旨孰能攒

如何辨证、使用经方？多数医家在经方方证辨识中重视症状，有些医家根据脏腑辨证补充了舌象，总体而言，临床医生在经方方证辨识中对脉象重视不够。笔者以为，脉象在经方使用中起着非常重要的作用，应该认真研究《伤寒论》中各方证的脉象特点，以提高经方使用的准确性，进一步提高经方疗效。

为什么应用经方时要重视脉象呢？我觉得有以下几点原因：

第一，从《伤寒论》每一篇篇名看，都是以脉证来命名，诸如辨太阳病脉证并治、辨阳明病脉证并治等，且书中开辟专篇谈平脉法。即便在《金匮要略》中，也都是诸如痰饮咳嗽病脉证并治等。张仲景把脉与证并行列在篇名中，而没有提舌脉证，也没有提舌证，可见脉象在张仲景辨证时居于非常重要的位置。

第二，在论述六经病时张仲景时常论及脉象，且有时将脉象直接列在提纲证中，作为辨别六经的重要依据。比如"太阳之为病，脉浮，头项强痛而恶寒"，把脉浮列在症状之前，以此表明脉浮是辨别太阳病必不可少的依据。再如"少阴之为病，脉微细，但欲寐也"，也是将脉象列在辨别少阴病的提纲证中，且列在但欲寐之前，可见识别是否是少阴病时，脉微细与否是重要指标。其他如"阳明脉大""伤寒，脉弦细，头痛发热者，属少阳""伤寒，脉浮而缓，手足自温者，系在太阴""太阳病，发热、汗出、恶风、脉缓者，名为中风""太阳病，或已发热，或未发热，必恶寒、体痛、呕逆，脉阴阳俱紧者，名为伤寒"等，例子很多。

第三，张仲景在论述一些经方的应用时，常常将症状与脉象列出。如"太阳中风，阳浮而阴弱，阳浮者，热自发，阴弱者，汗自出，啬啬恶寒，淅淅恶风，翕翕发热，鼻鸣干呕者，桂枝汤主之""脉浮者，病在表，可发汗，宜麻黄汤""脉浮而数者，可发汗，宜麻黄汤""阳明病，脉浮，无汗而喘者，发汗则愈，宜麻黄汤""少阴病，始得之，反发热，脉沉者，麻黄细辛附子汤主之""少阴病，身体痛，手足寒，骨节痛，脉沉者，附子汤主之"。甚至在论述有些方证时，脉象成为最主要的辨证依据。如《金匮要略·肺痿肺痈咳嗽上气病脉证治第七》曰："咳而脉浮者，厚朴麻黄汤主之。脉沉者，泽漆汤主之。"这里张仲景只提到了咳这一个症状，而区别应用厚朴麻黄汤与泽漆汤的关键点则在于脉象是浮还是沉，可见张仲景本人对脉象非常重视。

临床实践中笔者体会到脉象对经方辨证确实至关重要。笔者重视脉象可分为以下几种情况：

第一，有些患者寒热症状不明显，需要以脉定病。如我曾诊治我的同学，他患过敏性鼻炎，咳喘发作，喷嚏流涕，汗出恶热，口干，似有热象，但切其脉沉细无力，最后我断然舍症从脉，诊为少阴病，书麻黄细辛附子汤加味，2剂症愈。在临床上笔者选用麻黄细辛附子汤时都严格依据仲景原文取脉沉者用之。黄煌提出附子脉之说法，见脉沉细则考虑为应用附子的指征，在临床上的确可以作为参考。

第二，有些患者要依据脉象来判断病邪。如《金匮要略·痰饮咳嗽病脉证并治第十二》曰："脉双弦者寒也，皆大下后善虚，脉偏弦者饮也。"提示依据脉象可考虑为水饮。我曾遇一王姓女患者，她咽痒咳嗽，痰少色白，切其脉右侧偏弦，按《金匮要略》所言当考虑水饮，仔细追问，确有小便不利，故以小柴胡汤加茯苓而取卓效。

有些时候要依靠脉象来判定方证。如瓜蒌薤白剂，按组方药物言其主要功效是化痰宽胸，似乎痰浊痹阻、胸闷胸痛就可以选用，但仲景在《金匮要略·胸痹心痛短气病脉证治第九》里论到"阳微阴弦""寸口脉沉而迟，关上小紧数"，因此笔者认为须满足胸闷、气短，且见以上脉象时，方为瓜蒌薤白剂的适应证。笔者曾治疗一青年男性，他胸闷、气短、咳嗽3个多月，在西医院静脉点滴抗生素等治疗无效，就诊时症见咳嗽，气短，晨起痰黄，白昼痰白黏，大便正常，日一行，手足冷，舌胖淡红，苔薄白，脉寸沉关尺细弦。依据寸脉沉，考虑上焦阳虚，痰浊痹阻，阳气不通，故选瓜蒌薤白半夏汤合四逆散。服药7剂后症愈约70%，再诊症状消失。

第三，根据脉象判断疾病变化。在应用经方时治疗效果如何，以及邪正情况，需要靠脉象来进一步判断。比如笔者曾治疗一咳嗽患者，他咽干痒，咳嗽阵作，口苦，脉细弦有力，当为少阳证。遵照张仲景法予小柴胡汤去生姜、人参、大枣，加干姜、五味子，柴胡取原量24g。一周后复诊，咳嗽明显减轻，但脉细滑无力，少阳火热已挫，且有伤正之虞，古有柴胡劫肝阴之说，此患者虽未出现明显不适，但据脉象，应防伤正。故二诊改柴胡为12g，再诊咳止，停药嘱其畅情志而节饮食。

再如我曾治一肺纤维化患者，其为老年男性，他咳嗽，咳痰，活动后气喘，切其脉沉弦，按《金匮要略》所言"咳而脉沉者，泽漆汤主之"而予泽漆汤，效果明显。后二诊、三诊效不更方，四诊时咳嗽转剧，切其脉浮弦，当即按《金匮要略》原文"咳而脉浮者，厚朴麻黄汤主之"，改以厚朴麻黄汤。一周后，咳嗽明显减轻，我考虑就诊期间患者可能有外感。由此可见，脉象在判断疾病变化及邪气改变中有着非常重要的作用。

十一、厥阴难辨有妙方，可用柴胡桂姜汤

（一）厥阴病的辨识

对于厥阴病的辨识，历代医家见仁见智，但厥阴病的提纲证基本得到公认。《伤寒论》第 326 条曰："厥阴之为病，消渴，气上撞心，心中疼热，饥而不欲食，食则吐蛔。下之，利不止。"考察此提纲证，消渴、气上撞心、心中疼热提示上有热，而饥而不欲食、食则吐蛔、下之利不止提示下有寒。由此可以得出厥阴病的病机特点：上热下寒证。依胡希恕先生的观点，厥阴处于半表半里，与少阳相对，少阳属于半表半里阳证，厥阴则属于半表半里阴证。临床上辨认厥阴病相对较难，因为厥阴病的提纲证的症状不常见，不像少阳病的提纲证的症状为"口苦、咽干、目眩"及"往来寒热、胸胁苦满、默默不欲饮食、心烦喜呕"等，但见一证便是，或如太阳病的提纲证的症状为"脉浮，头项强痛，恶寒"，这样可以根据症状表现来判断太阳病。笔者认为可以根据胡希恕先生之法，采用排除法，排除表证和里证，则为半表半里证，然后再根据寒热错杂、上热下寒的特点来判定厥阴病。

（二）柴胡桂枝干姜汤证属于厥阴病

对于厥阴病的治疗，学者公认的主方为乌梅丸。《伤寒论》论述乌梅丸，原文为"伤寒脉微而厥，至七八日肤冷，其人躁，无暂安时者，此为藏厥，非蛔厥也。蛔厥者，其人当吐蛔，今病者静，而复时烦者，此为藏寒，蛔上入其膈，故烦，须臾复止，得食而呕，又烦者，蛔闻食

臭出，其人常自吐蛔。蛔厥者，乌梅丸主之。又主久利"。中医学界公认此方为治疗厥阴病之主方，且有大量临床案例佐证。近年来，国内以胡希恕及冯世纶为主提出柴胡桂枝干姜汤亦为厥阴方，这也非常有见地，切合临床的情况。

柴胡桂枝干姜汤见于《伤寒论》第147条，原文为"伤寒五六日，已发汗而复下之，胸胁满微结，小便不利，渴而不呕，但头汗出，往来寒热，心烦者，此为未解也，柴胡桂枝干姜汤主之"。《金匮要略·疟病脉证并治第四》曰："柴胡姜桂汤治疟寒多，微有热，或但寒不热，服一剂如神。"关于此方，清代医家张路玉指出："小柴胡汤本阴阳二停之方，可随疟之进退，加桂枝、干姜，则进而从阳，若加瓜蒌、石膏，则进而从阴。"陈慎吾指出："柴胡桂枝干姜汤治疗少阳病而又兼见阴证机转者，用之最恰。"胡希恕在其所著的《伤寒约言录》中把柴胡桂枝干姜汤放在少阳病篇讲解，当讲解柴胡桂枝干姜汤方证时他明确指出："伤寒五六日，为表病常传少阳之期，因已发汗而复下之，使津液大伤，使半表半里的阳证变为半表半里的阴证。可知小柴胡汤从阴，是适应治疗半表半里阳证，从阳则适应治疗半表半里阴证。也可知，阴证机转是指病位在半表半里由阳证转为阴证。"由此可以看出，柴胡桂枝干姜汤与小柴胡汤不同，虽然与小柴胡汤一样主治半表半里之证，但柴胡桂枝干姜汤应有阴证机转，即柴胡桂枝干姜汤方证属半表半里阴证，当属厥阴病。

（三）应用柴胡桂枝干姜汤时的几个问题

1. 柴胡桂枝干姜汤与乌梅丸的区别

柴胡桂枝干姜汤与乌梅丸比较，乌梅丸中黄连、黄柏清上热，乌梅、人参、当归补津血，细辛、桂枝、附子、干姜、川椒温下寒。而柴胡桂枝干姜汤中柴胡、黄芩、天花粉清上热，天花粉、牡蛎、炙甘草补津血，桂枝、干姜温下寒。两方证比较，乌梅丸证较柴胡桂枝干姜汤证里虚寒当更为明显。

2. 关于柴胡桂枝干姜汤证的大便干与溏

对于柴胡桂枝干姜汤方证是大便干还是大便溏，医家素有争议。伤寒大家刘渡舟教授认为柴胡桂枝干姜汤证应大便溏，对于柴胡桂枝干姜汤的应用，刘渡舟在其《伤寒论十四讲》中明确指出，本方治"胆热脾寒、气化不利、津液不滋所致腹胀、大便溏泻、小便不利、口渴、心烦，或胁痛控背、手指发麻、脉弦而缓、舌淡苔白"等症，刘渡舟应用本方，则以口苦、便溏为主症。

而另一位伤寒大家胡希恕教授有不同的理解。从《伤寒论》第 147 条与第 148 条联系来看，胡希恕认为第 148 条的阳微，指津液微少，阳微结者，是由于津液内竭而致使大便硬结的症状言。半表半里津液伤重，见阳微结，还是小柴胡汤证吗？经反复思考后胡希恕用按语表述其观点："此亦由于汗下无法而致亡津液的变证，亦即上节所谓为微结者。不过可与小柴胡汤不如柴胡桂枝干姜汤更较贴切，或传写有误亦未可知。又脉沉紧，当是沉细之误。"由此可知胡希恕认为柴胡桂枝干姜汤适合于阳微结证，即大便当硬。

柴胡桂枝干姜汤证究竟大便是干还是溏，还应当根据临床治疗效果来看。刘渡舟及胡希恕教授均有相应病案支持自己的观点，因此笔者认为柴胡桂枝干姜汤证大便可硬可溏，正如太阴病中便溏与便干都可见到一样。

3. 柴胡桂枝干姜汤与当归芍药散

当归芍药散是太阴方，方中有茯苓、白术、泽泻健脾利水，当归、川芎、白芍养血，该方适合太阴里虚、津血不足、水湿内盛之证。胡希恕、冯世纶喜欢将当归芍药散与柴胡桂枝干姜汤合用，增强养津血之力、利水湿之能。笔者在临床应用时，深感两方合用非常适合临床实际。就柴胡桂枝干姜汤而言，与乌梅丸比较，其养正力弱，而合用当归芍药散后，增加了当归、川芎、白芍养血，增强了扶正之力。乌梅丸中细辛、桂枝、附子、干姜、川椒不仅温下寒力强，且可燥湿化饮，相比而言，柴胡桂枝干姜汤中仅桂枝、干姜两味温下寒，力嫌不足。另外，增加了当归芍药散之茯苓、泽泻、白术后，利水祛湿力增强。两方相合，使得柴胡桂枝干姜汤治疗厥阴病更加得心应手。笔者应用两方的合方治疗咳嗽、喘证、脱发、失眠等多种疾病均获效，也印证了两方合用的合理性。

十二、心腹卒痛此方珍，柴胡桂枝效如神

柴胡桂枝汤出自《伤寒论》第 146 条，曰："伤寒六七日，发热，微恶寒，支节烦痛，微呕，心下支结，外证未去者，柴胡桂枝汤主之。"《金匮要略》引《外台》：柴胡桂枝汤治心腹卒中痛者。

柴胡桂枝汤证本是太阳与少阳合病，既有太阳证，又有少阳证，所以仲景采用太阳病之桂枝汤与少阳病之小柴胡汤合方而治。而在《金匮要略》中提及该方可以用于心腹卒中痛者，笔者于临床应用，确有效验，下面仅举两例。

病案 1

张某，女，57 岁。

初诊：2012 年 11 月 28 日。

主因"咳喘 30 余年"就诊。既往病史有患支气管哮喘 30 余年，间断发作。2002 年于中国人民解放军沈阳军区总医院予舒利迭吸入，曾行肺功能及过敏原检测，目前予舒利迭 250μg（2 次 / 日）吸入，病情控制不佳。刻下症为凌晨 3～4 点喘息，咳嗽，无痰，喷嚏，流黄涕，大便正常。既往时发腹痛 2 年，就诊时腹痛，恶寒。舌淡红，苔薄，脉弦。

定时咳喘，脉弦，为少阳证；喷嚏，流涕，为太阳证，此为太阳少阳合病，且结合腹痛时发，当为柴胡桂枝汤证。

予柴胡 12g，黄芩 10g，清半夏 15g，生姜 15g，大枣 10g，炙甘草 6g，党参 10g，桂枝 10g，白芍 10g，桔梗 10g，炒薏苡仁 18g，败酱草 15g。

7剂，自煎。

二诊：2012年12月5日。

腹痛改善，喘息减轻，晚间口干，仍流黄涕。服药5剂后晚间无喘憋，大便正常，纳可，舌淡红，苔薄黄，脉弦。

前方加炙麻黄6g，炒杏仁10g，败酱草改为30g。

7剂，自煎。

三诊：2012年12月12日。

流涕减少，凌晨喘息缓解，前日生气后腹痛，大便正常。舌暗红，苔薄黄腻，脉细弦。

前方续服半个月，咳喘解，腹痛未作。2013年5月带他人来看病，诉其腹痛一直未作。

病案2

同事女儿，高二学生。

初诊：2010年12月2日。

咳嗽数月余，服用西药及中药汤剂而咳嗽不减，经人介绍在余周末夜班时就诊。体胖形丰，面色偏黄，昼夜均咳，以遇风冷及跑步时为显，无痰，咳时咽痒，发作性阵咳，口和，饮食可，遇冷则腹痛作泻。舌胖，苔薄腻，脉弦。

该患者咳嗽阵发，脉弦，为少阳证也，遇风冷则咳，为太阳未解，遇冷则腹痛作泻，为太阴里虚。该患当属于太阳少阳太阴合病，思及《金匮要略·腹满寒疝宿食病脉证第十》引《外台》原文：柴胡桂枝汤治心腹卒中痛者。处以柴胡桂枝汤加厚朴、杏仁。

予柴胡12g，黄芩10g，清半夏15g，生姜15g，大枣10g，炙甘草6g，党参10g，桂枝10g，白芍10g，厚朴10g，杏仁10g。

5剂水煎服。

二诊：2010年12月9日。

诉服药5剂后咳嗽明显减轻，频次明显减少，后停约，现跑步后咳嗽，遇风及夜间咳较白日为多，口和，无痰，舌胖暗，苔略腻，脉弦。

仍守前方，加当归止咳。

5 剂水煎服。

三诊：2011 年 1 月 2 日。

诉服药 10 剂后咳基本痊愈，且多年的腹痛未再发作。近日受凉咳嗽复作，无痰，咽痒，流清涕，大便常，口渴，舌红，苔白略腻，脉弦滑。

仍守前方，改半夏为天花粉止渴生津。

5 剂水煎服。

此二位患者虽都以咳嗽就诊，但经询问皆有腹痛，辨证属于柴胡桂枝汤证。桂枝汤既可外调营卫，又可内和脾胃，其变方小建中汤、桂枝加芍药汤、桂枝加大黄汤都在《伤寒论》中明言治疗腹痛。小柴胡汤亦可治"邪高痛下"，因此《金匮要略》中言柴胡桂枝汤治"心腹卒中痛"。笔者认为该疼痛的特点是疼痛在腹部，以胃脘下为主，可伴有痛泻，且此疼痛常常是突然发作，有时与受凉有关，有时与情绪有关。从脏腑辨证角度看该方与痛泻要方有相似之理，痛泻要方抑肝扶脾，而柴胡桂枝汤以小柴胡汤疏肝，以桂枝汤健脾，故笔者以为在临床治疗由于肝脾不和所致的腹痛时两方可以互参。

十三、痰凝气聚梅核气，经方治疗效最奇

梅核气一词首见于宋代的《仁斋直指方论》，而早在《灵枢·邪气脏腑病形第四》中就对该病证进行了记载，其曰："心脉大甚为喉吤。"即言喉中有异物梗阻。该篇又曰："胆病者，善太息，口苦，呕宿汁，心下澹澹，恐人将捕之，嗌中吤吤然，数唾。"描述胆腑病变会使咽部有物梗阻，多次想把它吐出来，却怎么也吐不出来的症状。《金匮要略·妇人杂病脉证并治第二十二》言："妇人咽中如有炙脔，半夏厚朴汤主之。"自此以来，半夏厚朴汤成为了治疗该病的经典方剂。《赤水玄珠·咽喉门》曰："梅核气者，喉中介介如梗状。"《古今医鉴·梅核气》曰："梅核气者，窒碍于咽喉之间，咯之不出，咽之不下，有如梅核之状是也。始因喜怒太过，积热蕴隆，乃成厉痰郁结，致斯疾耳。"本证在西医诊断中常见于慢性咽炎、神经官能症等疾患。

梅核气的产生主要因情志不畅，肝气郁结，循经上逆，结于咽喉，或乘脾犯胃，运化失司，津液不得输布，凝结成痰，痰气结于咽喉。该病发作与脏腑失调有关。咽部异物感为病之标，肝脾失调为发病之本，气滞痰凝咽喉为其病机关键。其病因病机多因情志所伤，肝气郁滞，横克脾胃，脾胃健运失司，聚湿生痰，痰随气升，痰凝气滞于咽喉而发病。亦有饮食劳倦或忧愁思虑伤及脾胃，脾失健运，水湿不化，聚湿生痰，痰湿阻滞，土壅木郁，痰气循经上逆，交阻于咽喉而发病者。

关于梅核气的治疗，古今公认张仲景的半夏厚朴汤为治疗该病的经典方剂。笔者上学学习方剂时半夏厚朴汤的方歌如下，"半夏厚朴与紫苏，茯苓生姜共煎服；痰凝气聚成梅核，降逆开郁气自舒"，显示该方

是治疗梅核气的主方，而梅核气的病机特点是痰凝气聚。从本方的药物组成看，入肝胆经的药物难以见到，所以若考虑肝脾失和、气滞痰凝，该方力显不足，须常合四逆散等疏肝之剂。

经方理论对梅核气的认识，以笔者看，其病因多由于痰饮为患，病在太阴。然而痰饮为患病变多端，而出现梅核气表现时，多由于在太阴里饮基础上，有外邪袭扰，出现外邪里饮，或者出现少阳气郁或郁火，呈现太阳太阴合病，或少阳太阴合病，甚至出现太阳少阳太阴合病。

治疗梅核气的经典方剂为半夏厚朴汤，该方除了有半夏、茯苓、生姜、厚朴化饮行气之外，尚有紫苏叶、生姜解表，因此该方是一个太阳与太阴合病之方，此方证在临床并不鲜见。笔者发现目前有很多儿童会出现半夏厚朴汤证，其与情绪因素无多大关系，而主要由于饮食不节，痰饮内生，复感外邪而出现外邪里饮之半夏厚朴汤证。

如2013年4月笔者在门诊曾遇一2岁李姓女孩。患者咳嗽10天，受凉引起，流清涕，咽喉有痰，痰白黏难以咳出，家人常听到孩子清嗓，咳嗽剧烈时呕吐，大便偏干，舌苔薄，舌淡红，脉细滑。病属内有痰饮、外受风寒之外邪里饮证，因痰黏有化热之机，故处以半夏厚朴汤加生石膏。服药5剂症愈。

小青龙汤证也可以出现梅核气的表现，《伤寒论》曰："伤寒，表不解，心下有水气，干呕，发热而咳，或渴，或利，或噎，或小便不利，少腹满，或喘者，小青龙汤主之。"其中噎可以是食道哽噎，也可以是气道有痰噎塞不顺。

如笔者曾遇一患者，刘某，女，55岁，2012年11月13日于北京市通州区中医医院就诊。患者形瘦面黄，咳嗽10天，曾于东直门医院进行血常规检查，中性粒细胞计数比值偏高，口服中药汤剂效果不理想。就诊时症见咳嗽，痰多色白质黏，有泡沫，咽部一直痰堵，咳咯难出，口干苦，流清涕，大便正常，既往有支气管哮喘史。舌胖淡红，苔薄白，脉弦滑。此为太阳太阴少阳阳明合病，故予炙麻黄6g，桂枝10g，白芍10g，干姜6g，细辛3g，五味子15g，清半夏15g，炙甘草

6g，生石膏45g，柴胡12g，黄芩10g。一周后复诊，咳嗽、咽部堵闷几愈。

此外，经方中可以用来治疗梅核气的方剂还有麦门冬汤，《金匮要略》云："火逆上气，咽喉不利，止逆下气者，麦门冬汤主之。"此处咽喉不利的表现可以多样，可以表现为咽痒、咽痛，也可以见到咽中异物感、咽喉有痰、堵闷不舒之梅核气样改变。

如2013年4月笔者曾遇一女患者，她因在餐馆食麻辣食物且饮酒而出现咽喉痰黏堵闷，痰咸，服各种中西药物乏效。初诊时笔者考虑其痰凝气郁，且有郁火，予疏方柴朴汤加味。不料服药半个月未见寸效，舌苔亦是薄腻，脉则细弦，口干。后考虑该患者形体消瘦，且发病是由于过食辛辣醇酒，耗伤阴津，正合麦门冬汤证的病机，且麦门冬汤治疗虚火上炎之咽喉不利，乃投麦门冬汤合泻白散。药进病退，三诊时病愈约三分之二。以此案分析，个别梅核气患者可表现为麦门冬汤证。

因少阳病的提纲证中有口苦、咽干之症，提示咽部疾患易见少阳证。梅核气病在咽喉，故少阳证颇为多见。临床上，有小柴胡汤合半夏厚朴汤方证即柴朴汤证的患者非常多，四逆散合半夏厚朴汤的应用机会也不少。此外，梅核气以太阴里饮为基础，除了与太阳和少阳合病之外，也常常与阳明合病，表现为痰黏难出，口干，故笔者常常在半夏厚朴汤或柴朴汤的基础上加生石膏。若表现为小青龙汤证之梅核气，必是咽喉痰堵，质黏难出，呈现小青龙加石膏汤证，否则典型的小青龙汤证是痰白质稀，一般不会出现咽喉痰堵之症。有时患者大便稀溏，恐生石膏过于寒凉伤胃，也采用合薏苡仁法，亦可建功。

患梅核气除了考虑痰饮之外，还可能缘于湿邪。当代国医大师路志正即善于从湿热方面论治梅核气，路志正认为梅核气的主要病机为气结痰阻，但证之临床，则变化多端。一些医生见到梅核气患者则考虑"痰气郁结"，若忽略"湿邪"，则痰去，湿可复聚成痰；气舒，湿邪仍阻于三焦，焉能得愈。笔者亦体会到临证时确有患者属湿热为患。

如2011年笔者曾治疗自己的同学。他咳嗽月余，咽喉堵闷不利，苔腻，舌胖，脉细弦，予柴朴汤。一周后症稍减而不著。二诊见苔腻，舌黄，口干，脉弦，面黄而虚浮。考虑湿重，且湿与热合，病在阳明，属阳明湿热，而前方半夏厚朴汤病在太阴，太阴、阳明有别。三仁汤中虽亦有半夏、厚朴，但将半夏厚朴汤中甘淡之茯苓易为甘寒之竹叶、薏苡仁、滑石，将温化之生姜、紫苏叶改为白豆蔻、杏仁，全方适用于阳明湿热，配以麻杏苡甘汤开宣肺气。服药 2 剂后即咳止气舒。

综上所述，梅核气之产生为痰饮水湿为患，痰饮水湿同出一源，皆由于脾胃虚弱、运化失司所致。然则水饮偏于太阴，而痰湿夹热偏于阳明，且即便是水饮，亦常有化热之机而兼有阳明证。此外，除太阴外，梅核气常并见太阳证及少阳证。

治疗方剂中代表方为半夏厚朴汤，其他如小青龙汤、麦门冬汤亦有应用机会，且与小柴胡汤、四逆散合用的机会较多。湿热为患可选择麻杏苡甘汤合三仁汤或甘露消毒丹等。此外，因梅核气的发生常与情绪有关，故治疗时调整情绪也颇为关键。

十四、六经辨证可治喘，云龙三现有奇观

当代伤寒大家刘渡舟在《湿证论》中提到仲景治喘之云龙三现。何谓"云龙三现"？刘渡舟谓古人把麻黄叫"青龙"。龙为神物，行云布雨，变化莫测。云龙三现其一见于治寒喘的小青龙汤，二见于治热喘的麻黄杏仁甘草石膏汤，三见于治湿喘的麻杏苡甘汤。

刘渡舟此言令笔者深受启发，小青龙汤治喘的病案很多，其治疗外寒内饮之咳喘效如桴鼓。

如 2009 年笔者曾治疗陈某，男性，52 岁。患者有慢性咳喘 40 余年，就诊前曾于北京市石景山医院住院近 1 个月病情有好转，但出院后仍咳嗽，痰白泡沫样，量多，喘息，口和，遇风冷咳剧。舌胖淡，苔薄白，脉沉弦。寒饮伏肺，予小青龙汤原方温肺化饮。服药三周而病情缓解。

至于用麻黄杏仁甘草石膏汤治疗之热喘，笔者临床所遇的患者中单纯有麻黄杏仁甘草石膏汤证的患者不多，多合并其他方证。

如 2007 年笔者曾治疗付姓女。她喘咳反复发作 3 年，中日友好医院诊断为支气管哮喘。就诊时症见咳嗽，咳痰，色白质黏，量多，流白涕，汗出，口渴，喉中哮鸣音，咽痒，背恶寒，听诊时双肺未闻及啰音，舌胖淡，苔白，脉浮滑。内有痰热，外受风寒，予疏方麻黄杏仁甘草石膏汤、桂枝加厚朴杏子汤及二陈汤合方。服药 5 剂后，咳嗽、喘息明显减轻。复诊时患者高兴异常，此前她未吃过汤药，首次尝试中医治疗后对中药信心大增。其痰量明显减少，喉中哮鸣音缓解，再进 7 剂症愈。

麻杏苡甘汤治喘，恩师武维屏经常运用。笔者复从刘渡舟处习得麻杏苡甘汤合甘露消毒丹治疗湿喘之法，用之临床，亦颇有效验。

如 2009 年 10 月笔者曾治疗一患者刘某，男，40 岁，是小女同学之伯父。他喘憋胸闷已三周。于北京朝阳医院检查 D- 二聚体及做胸片检查皆正常，予服顺尔宁、氯雷他定抗感染、抗过敏均乏效，老母怜子，为此夜寐不安。其弟媳知我为医，求为其调治。初诊时其父亲陪诊，患者面赤而体壮，自觉喘憋胸闷，午后及热饮食时明显，咳嗽，痰少色白，口苦，时发喷嚏、流涕，舌红而苔黄腻，脉细弦。形盛之人，得病于夏暑季节，湿热蕴阻，气机不畅，故而胸闷憋气、咳嗽时发；肺窍不利则喷嚏、流涕。法宜除湿清热，宣肺利窍。乃予麻杏苡甘汤合甘露消毒丹。一周后复诊，诉服药 1 剂后咳嗽明显减轻，现憋气明显改善，口苦已，时流涕，食纳及二便如常，舌红，苔根黄腻，脉沉细弦。药已中鹄，湿热仍存，前方去炙甘草而加清半夏以加强燥湿之力。处方开 7 剂。其因出差至月末来就诊，诉在北京朝阳医院做支气管激发试验呈阳性，被诊断为气道高反应性。服药后咳止，鼻塞、流涕缓解，胸闷偶作，且程度较前明显减轻，饮食二便正常，舌淡红，苔根薄黄，脉转细滑。

其实六经各有治喘之方。如太阳病，《伤寒论》云"太阳病，头痛，发热，身疼，腰痛，骨节疼痛，恶风，无汗而喘者，麻黄汤主之""喘家作，桂枝汤加厚朴、杏子佳""太阳病，下之微喘者，表未解故也，桂枝加厚朴杏子汤主之"。麻黄汤、桂枝汤均有治喘之作用。

如 2010 年笔者于维也纳时曾治疗一童姓女。她素有过敏性鼻炎，时值 4 月，先发喷嚏，后作咳喘，于当地西医予以雾化治疗，效果不理想。以遇冷发喷嚏、咳喘为著，处桂枝加厚朴杏子汤原方。服药 3 剂而症大减，再进 4 剂而症愈。

阳明病之喘息亦不鲜见。如"太阳病桂枝证，医反下之，利遂不止，脉促者，表未解也；喘而汗出者，葛根黄芩黄连汤主之""阳明病，脉迟，虽汗出不恶寒者，其身必重，短气，腹满而喘。有潮热者，此外欲解，可攻里也。手足濈然汗出者，此大便已硬也，大承气汤主之"。肺与大肠相表里，肠腑不通，肺气不降，则易致咳喘。

如2010年12月笔者曾治疗杜某，男，68岁。他有慢性阻塞性肺疾病，喘息，咳嗽，面赤，痰黄，大便干结，腹满，气促，口干，舌红，苔薄黄腻少津，脉滑右寸为著。胃家实，大便不通，肺难肃降，予承气汤法。予吴鞠通之宣白承气汤与小承气汤的合方。服药3剂后咳喘明显减轻，大便畅，痰转白。

喘证单纯有少阳证比较少见，多与阳明合病，如胡希恕善于用大柴胡汤合桂枝茯苓丸治疗咳喘。

如2012年8月笔者于北京市通州区出诊时遇一李姓老年男患者。既往有支气管哮喘、慢性阻塞性肺疾病病史，平素吸入舒利迭。半个月来患者喘息，喉中哮鸣音，咳嗽，痰白黏，便干，口干苦，舌暗红，苔薄黄，脉弦滑。属于典型的少阳阳明合病之大柴胡汤证，兼有瘀血，予大柴胡汤合桂枝茯苓丸加生石膏。服药一周而喉中哮鸣音缓解，大便得畅，咳减大半，服药两周症愈。

少阴之喘十分多见，过敏性鼻炎并发支气管哮喘多属此类。麻黄细辛附子汤的应用机会较多，桂枝加附子汤亦可应用。

如2012年8月笔者曾治疗本院职工赵某，女，46岁。她既往有过敏性鼻炎、支气管哮喘史，应用布地奈德喷鼻剂，口服顺尔宁。入秋以来患者喷嚏、流涕，遇冷明显，下肢凉，身重，咽喉鼻部堵闷，咽痛，夜间喘憋，憋醒，面色虚浮，服用顺尔宁效果不理想，舌淡，苔薄，脉沉细滑。属于少阴之麻黄细辛附子汤证，处方麻黄细辛附子汤加辛夷、白芷、桔梗。服药当日汗出，周身轻松，喘憋症状减轻，即停用西药。服药3剂后鼻咽部堵闷尽除，胸闷明显减轻，遇冷喷嚏流涕减少，服药10剂后症状基本得到缓解。

太阴里虚寒，内有痰饮，易发咳喘。《金匮要略》云"夫短气有微饮，当从小便去之，苓桂术甘汤主之，肾气丸亦主之"，此处短气即喘息之意。

如 2005 年 6 月笔者曾治疗一崔姓女患者，60 岁，患支气管哮喘 16 年，曾于北京同仁医院做过敏原检测，其对多种物质过敏，被诊断为过敏性哮喘。1996 年服用河南濮阳生产的一种胶囊制剂，服后症状好转，但手足抽搐，2004 年 8 月停药。1 个月前症状加重，发作性喉中痰鸣气喘，每日凌晨 4 点发作，夜间不能平卧，白色泡沫痰，双肺可闻及干鸣音，舌暗淡，苔薄黄，脉弦滑。初予小青龙汤，症状减轻，痰量明显减少，但夜间仍有喘息发作，后改以金匮肾气丸之汤剂，服药一周后症状消失。

厥阴病的主方为乌梅丸，恩师武维屏非常喜用，尤其是用于激素依赖性哮喘，确有良效。武维屏常将乌梅丸中附子去掉，换用补骨脂合淫羊藿，效果良好。

如 2006 年 9 月笔者曾治疗一年轻女患者，应用乌梅丸时采用原方效果亦可。

此外，厥阴病的人另一方剂柴胡桂枝干姜汤亦有机会治喘。

如 2010 年 10 月笔者治疗一患者宫某，男，52 岁。他既往有慢性支气管炎病史，近 2 年加重，爬楼后气短，当年 6 月在天津住院时肺部感染，后好转出院。就诊时症见咽肿，痰黏，难咳出，喉中痰鸣，爬 1 层楼即气短，需要休息，恶寒，口干苦，大便可，舌暗，苔薄，脉弦。咽肿、痰黏、口干苦、恶寒，属寒热错杂，予柴胡桂枝干姜汤合当归芍药散。服药一周后症状明显好转，可爬 3 层楼无气短，黏痰减少，咳嗽止，咽喉痰鸣止，口干、口苦好转。原方再进。

喘息于六经合病中更为多见，前面已经提到少阳阳明合病之大柴胡汤合桂枝茯苓丸，他如太阳太阴合病之小青龙汤前面已述，尚有射干麻黄汤、半夏厚朴汤，少阳太阴合病之柴朴汤、泽漆汤，太阳阳明合病之麻黄杏仁甘草石膏汤，太阳太阴阳明合病之小青龙加石膏汤、厚朴麻黄汤等。这些方的应用在临床十分常见，这些也是临床上治疗咳喘的重要方剂。临证当根据六经八纲辨证，结合方证特点，认证准确，可取出其不意之效。

十五、痰饮水湿为阴证，缘何"爱恋"少阳病？

——少阳与痰饮水湿

痰饮病是临床常见病，尤其呼吸系统疾病常因痰饮水湿为患。因痰饮水湿为阴邪，故从六经而言，历代医家习惯将痰饮水湿的产生归于三阴病，尤其是太阴病。的确，太阴病里虚寒证，是痰饮最易发生之所。按理说，太阴病与痰饮水湿关系最为密切，亲如母子。但有趣的是，痰饮水湿"真心爱恋"的却是少阳病。

笔者临证所见痰饮水湿患者，合并少阳证者居然非常多见，概率远远高出合并其他五经。笔者统计了个人近年应用小青龙汤的病案，其中约 70% 合用了小柴胡汤。这是否意味着少阳与痰饮水湿有密切的关联呢？笔者不揣冒昧，对此做一简要探析。

（一）少阳与痰饮水湿关系密切

1. 三焦属少阳

少阳居人体半表半里几乎是共识。当今伤寒学派大体有两大类：脏腑经络派和六经八纲派。

以脏腑经络解伤寒之学者认为：少阳病涵足少阳胆与手少阳三焦。三焦是中医藏象学说中一个特有的名词，为六腑之一。它是位于躯体和脏腑之间的空腔，包含胸腔和腹腔，人体的其他脏腑器官均在其中。三焦是上焦、中焦和下焦的合称。

以六经八纲论伤寒之代表胡希恕老师认为：半表半里少阳病为胸腹

腔隙，此腔隙从其位置和特点来说正与三焦仿佛。

可以说，不同伤寒学派所言之半表半里都包含三焦。

2. 少阳三焦之生理

《素问·灵兰秘典论》云："三焦者，决渎之官，水道出焉。"《灵枢·本输》云："三焦者，中渎之腑也，水道出焉。"《难经·三十一难》说："三焦者，水谷之道路，气之所终始也。"《难经·三十八难》说："所以腑有六者，谓三焦也，有原气之别使，主持诸气。"《难经·六十六难》说："三焦者，原气之别使也，主通行三气，经历五脏六腑。"因此，三焦是气和水液运行的通道。而与之相应，经络是气和血液运行的通道。

《内经》云："肾合三焦膀胱，三焦膀胱者，腠理毫毛其应。"《金匮要略》中说："腠者，是三焦通会元真之处，为血气所注；理者，皮肤脏腑之纹理也。"由此可见，三焦与腠理关系密切。

《素问·阴阳应象大论》云："清阳出上窍，浊阴出下窍，清阳发腠理，浊阴走五脏。"《灵枢·决气》云："上焦开发，宣五谷味，熏肤，充身，泽毛，若雾露之溉，此谓气。"

综上，三焦居于半表半里，为水道、气道，外合腠理，使气液宣通，且与诸窍相连，故清阳之气游行三焦，可外发腠理，亦可上出上窍。

3. 少阳三焦之病理

《伤寒论》中解释少阳发病时提到"血弱气尽，腠理开，邪气因入，与正气相搏，结于胁下"。此言邪从外入，腠理开，外邪一方面可与正气相搏，结于胁下，此似膜原之部位；另一方面，因三焦外应腠理，腠理开，邪留三焦，清阳郁而化热，上蒸清窍，口苦、咽干、目眩乃作。气郁则水郁，津液停焉，则易为痰饮水湿。

另外，因半表半里之位，脏腑相连，其痛必下，邪高痛下，易犯胃气，激动里饮。若太阴里寒，痰湿内生，波及三焦。气机受阻，亦可郁结化热。因此清代何秀山在《通俗伤寒论》蒿芩清胆汤的按语中说："足少阳胆与手少阳三焦合为一经。其气化，一寄于胆中以化水谷，一发于三焦以行腠理。若受湿遏热郁，则三焦之气机不畅，胆中相火乃炽。"

悬饮证的形成过程形象地说明少阳与水饮的关系：首先，人体感受外邪，邪入半表半里之胸胁部，患者出现寒热、胁痛之少阳见症，《中医内科学》教材中一般选择柴胡枳桔汤治疗；之后，患者出现饮停胸胁证。此即少阳受累，气郁水停而成。至于饮停胸胁，多数医家选择十枣汤治在阳明，笔者以为是水饮停留在半表半里，不易排出，故借道从阳明胃肠而出。

4. 名家之佐证

对于如上观点，不少中医名家的观点均是有力佐证。

北京中医药大学孔光一教授提出：少阳理论包括手少阳三焦和足少阳胆，两者在生理、病理上密切联系。他所提"少阳三焦膜系"理论，引《内经》《难经》《伤寒论》经文，以论证"少阳三焦膜系"的生理病理特点。他将三焦膜系分为外通性膜系和内通性膜系，它的形成和形态结构不但与肾、心、肺、肝、胆等脏腑功能关系紧密，且与一身气机、营血循行、感邪伏藏等密切相关，以上各个层面在疾病证候中通过三焦膜系实现相互影响和病机演变。

湖南中医药大学周衡教授提出的三焦腠窍学说、成都中医药大学陈潮祖老中医提出的三焦膜腠学说，均认为少阳三焦居于半表半里，与人体水液代谢密切相关。

5. 少阳之主方具有化痰饮之能

少阳之主方为小柴胡汤，其方剂组成为：柴胡半斤，黄芩三两，人参三两，半夏（洗）半升，甘草（炙）、生姜（切）各三两，大枣（擘）十二枚。

方中柴胡苦辛性平，专主少阳，轻扬升散，疏透表邪。黄芩苦寒，清泄少阳郁热。

柴胡与黄芩合用，透解半表之邪而清泄半里之热，共奏和解表里之功。

半夏辛温，和胃、降逆、止呕。

半夏与黄芩相配，辛开苦降，开痞散结；半夏与柴胡互伍，升降相因，调升降而畅三焦气机。

人参、炙甘草、生姜、大枣既鼓胃气以拒邪深入，又扶正气以助驱邪。

半夏、生姜二药相合，乃小半夏汤，可温化痰饮。

因此小柴胡汤本方本身就具有化痰利饮、通利三焦之能。因此《伤寒论》第230条说，服用小柴胡汤之后，可使"上焦得通、津液得下、胃气因和、身濈然汗出而解"。这是因为，服用小柴胡汤后，三焦气机上下升降通畅，则上焦宣通，中焦和畅，津液四布，其下行则大便可解，小便通利，其发布于腠理则濈然汗出。

如吉益东洞医案：一男子十四岁，通身浮肿，心胸烦满，小便不利，脚亦濡弱，众医无效。诊之胸胁苦满，心下痞硬，四肢微热。作小柴胡汤使饮之。尽三服，小便快利，肿胀随减，未满十服，全愈。

此患表现虽通身浮肿，但有胸胁苦满，其病机皆与少阳气郁不舒、枢机不利、三焦不通有关。遵照"但见一证便是，不必悉具"之原则，以小柴胡汤解郁利枢，令其"上焦得通，津液得下，胃气因和"，表里上下之气畅达则水化气行，诸症自除。

6. 小柴胡汤之方后注示治饮之法

《伤寒论》小柴胡汤方后注"心悸，小便不利者，去黄芩，加茯苓。咳者，去人参、生姜、大枣，加干姜、五味子"，此二种加减法显然都针对水饮而设。

综上，因为隶属少阳之三焦为水液、元气之通道，仲景所示之少阳主方小柴胡汤兼具利三焦而化痰饮之能，且从少阳病位居半表半里，易与里之太阴阳明相互影响，因此可以认为少阳与痰饮水湿的关系非常密切。

（二）少阳水饮的特点

1. 以呕吐为常见

"心烦喜呕"为少阳之重要见症，其呕吐固然有表邪入里与正气相搏的因素，但内有水饮亦为重要之病因，且小柴胡汤中含有小半夏汤堪作佐证。

此外，"阳明病，胁下硬满，不大便而呕，舌上白苔者，可与小柴胡汤"。舌上白苔亦可认为水湿之象。

2. 多见孔窍病变

孔窍病变有喷嚏、流涕、流泪、咽痒、耳痒、眼痒、耳堵、耳部流水等。水饮之邪从三焦借孔道而出，或沿少阳经脉为患。比如台北名医马光亚先生认为，过敏性鼻炎以肝热而气逆者多，治以逍遥散加黄芩、白芷、桔梗、陈皮、半夏。

过敏性鼻炎多有清涕、流泪等水饮见症，从马光亚先生用药来看，所用方药即属少阳小柴胡汤加味。临床见有些医家治疗过敏性鼻炎应用小青龙汤加菊花，或者小青龙汤加黄芩，均可认为是"主治水饮、兼治少阳"之法。

3. 停留少阳部位

少阳部位为两胁、膜原、孔窍等。水饮停流两胁部位，如悬饮多见少阳证。

俞济人先生曾治疗一患者吴某，男，36岁。形寒发热3天，咳嗽气逆，左胁牵痛，胸闷欲吐，遍身苦楚，胃呆，口渴不欲饮，舌苔薄白，脉象弦数。体温40℃，叩诊左下背部呈实音，听诊呼吸音消失。经X线胸透，诊为左下背侧渗出性胸膜炎。治疗用小柴胡汤加葶苈子6克。服药仅2剂，热退净，咳逆、胸胁痛大减。[江苏中医，1961（2）：26]

水饮停留膜原部位。膜原被多数学者归于少阳部位。《中医大辞典》解释："膜原，又名募原。（1）胸膜与膈肌之间的部位。（2）温病辨证指邪在半表半里的位置。"邪伏膜原，湿遏热伏，后世医家创立之达原饮、柴胡达原饮亦从半表半里立论，从少阳三焦论治。

水饮停流孔窍部位。饮停少阳半表半里，需从孔窍而出，或借道阳明胃肠或气道而出，若不能借道而出，则往往留伏于内，待时而动，成为久咳、哮喘之宿根。《金匮要略》曰："膈上病痰，满喘咳唾，发则寒热，背痛腰疼，目泣自出，其人振振身瞤剧，必有伏饮。"伏饮伏藏于膈膜之少阳部位，发则出现"寒热、目泣自出"等少阳见症。

笔者临床曾治疗一老妪，过敏性鼻炎多年，来诊时打喷嚏流清涕，且遇冷发作，发作时身冷身痛，后背痛明显，浑身哆嗦，流涕流泪，咳白稀痰，且口苦。与仲景上述条文非常相似，乃投以小青龙合小柴胡汤7剂，症愈十之八九，再服症除。

（三）少阳与他经合病之痰饮探讨

1. 少阳居于半表半里，易与在里之太阴阳明合病

少阳与太阴合病，则易兼夹痰饮。比如临床常见柴朴汤证、小青龙合小柴胡汤证、射干麻黄汤合小柴胡汤证、柴胡二陈汤证、柴苓汤证、柴平煎证、小柴胡合吴茱萸汤、奔豚汤证等。

少阳与阳明合病，易见痰热与湿热。比如临床常见柴芩温胆汤证、柴胡陷胸汤证、柴胡三仁汤证、柴胡苇茎汤证、蒿芩清胆汤证、甘露消毒丹证、柴胡猪苓汤证等。清代名医叶天士的《外感温热篇》第7条云："再论气病有不传血分，而邪留三焦，亦如伤寒中少阳病也。彼则和解表里之半，此则分消上下之势，随证变法，如近时杏、朴、苓等类，或如温胆汤之走泄。因其仍在气分，犹可望其战汗之门户，转疟之机括。"叶天士论述湿热证治疗，提出湿热证有类伤寒之少阳病。后世医家认为伤寒之少阳病侧重足少阳胆，而叶氏所论侧重手少阳三焦。不论如何，笔者临床治疗湿热证，常见口苦、咽干之少阳兼证。

此外，少阳亦可与少阴（表阴证）合病，如临床可见小柴胡汤合麻黄附子细辛汤证。

2. 他经痰饮病温化后，邪气易从少阳转出

在临床中，笔者常见太阴病小青龙汤证或射干麻黄汤证，治疗后痰饮渐去，可出现咽干、咽痛、口苦之少阳证；少阴病麻黄附子细辛汤证，治疗之后患者常易出现咽干痒之少阳证。

病情由阴转阳，当为佳兆。

（四）探讨少阳与痰饮关系之临证意义

1. 痰饮水湿，先思少阳

明确少阳与痰饮水湿的密切联系后，提示我们在临床遇到痰饮水湿病时，要想到少阳。"病痰饮者，当以温药和之"，治疗痰饮单纯温化，恐失全面，要注意疏利，临证常合用四逆散，如四逆散合半夏厚朴汤、四逆散合五苓散等。昔时范中林先生用四逆散加桔梗、茯苓治疗淋证小便不利可为佐证。

2. 顽固水饮，莫忘少阳

如久咳不已，常有寒饮伏于少阳之证，应用小柴胡汤去人参、生姜、大枣，加干姜、五味子，或者根据仲景方后注，去黄芩加茯苓而收效。如笔者曾治疗一福建老妪，肺纤维化 5 年，一直咳嗽，动则气短，痰白量少，咽痒而干，辨证内有微饮，病在少阳，处以小柴胡汤去人参、生姜、大枣，加干姜、五味子半月而咳嗽愈，后家人来诊，诉一直未咳，唯余从事劳作时气短。

3. 未病先防，兼顾少阳

治疗水饮，温化为正治之法，但温化之后易从阳化热而呈现少阳郁热，因此在水饮证温化水饮同时可考虑合入小柴胡汤，未病先防，有先安未受邪之地的意味。笔者应用射干麻黄汤、小青龙汤和麻黄附子细辛汤均有无明显少阳证而合用小柴胡获效之病案，至于与不合小柴胡汤的治疗对比，仍需进一步临床比较研究。

十六、慢咳病因千万般，常有微饮夹其间

——慢性咳嗽与微饮

　　慢性咳嗽是临床常见病，主要包含咳嗽变异性哮喘、上气道咳嗽综合征、胃食管反流性咳嗽等，西医治疗主要采用抗组胺、激素、制酸剂以及对症止咳化痰治疗，上述疗法只对部分患者有效，且副作用较多，停药后咳嗽易反复，导致咳嗽迁延不愈，影响患者的生活质量。中医在治疗慢性咳嗽方面有独特的优势。治疗慢性咳嗽，有学者从风立论者，有从虚寒立论者，也有从瘀血立论者，有从燥立论者。笔者在临床上发现不少慢性咳嗽患者与内有水饮有关，关注水饮的治疗，可以提高临床疗效。兹就慢性咳嗽与微饮的关系做一探讨。

（一）正本清源查所宗，微饮证治始仲景

　　"微饮"一词，始见于汉张仲景《金匮要略·痰饮咳嗽病脉证并治第十二》"夫短气有微饮，当从小便去之，苓桂术甘汤主之，肾气丸亦主之"，描述水饮停留，妨碍气之升降，故见短气，而又仅见短气一症，说明水饮尚属轻微，故称"微饮"。另有"水停心下，甚者则悸，微者短气"，指胃中水饮澹荡，严重者可水气凌心而为心下悸动，轻者妨碍呼吸而为短气。从文中所述可见微饮有如下几个特点：①从概念而言，微饮当属于水饮，指水饮之轻微者。②其形成原因不外乎阳气不化，其本在于脾肾。其形成的病理改变为水饮内阻，导致气机升降失常。③典型的临床表现为短气，可否伴有其他症状？仲景没有明言，但根据临床实践结合《金匮要略》原文，应可伴有其他症状，比如小便不利、咳嗽

等。④其治疗方法，《金匮要略》上说"当从小便去之"。从此文来看，不少学者认为微饮的治法应为利小便，这是误解，仲景并未明言此当利小便。而仲景在《金匮要略》中有直言利小便之说如"诸有水者，腰以下肿者，当利小便，腰以上肿者，当发汗乃愈"。故此处所言当从小便去之，只是就其邪气出路而言，正如有学者所言"从小便去之，应是指水饮邪气离开人体的途径而言，即让饮邪从正常水液运化的道路而自去"。饮居于表，如溢饮者，可因势利导，发汗乃愈。饮留于内，可从小便而出。然用何种方法使饮邪从小便而出，依据患者证候不同而采用不同方法。如健脾使之通，温肾使之通，宣肺使之通，但能令水饮化气成水，从小便而出，皆为确当之法。故笔者以为，此处当从小便去之，未必用茯苓、泽泻之类利水之药，他如干姜、生姜、桂枝、白术等皆可化气行水，而使小便通利。一句话，"当从小便去之"应服从于"病痰饮者，当以温药和之"之大法。仲景所给出的苓桂术甘汤、肾气丸亦是据此大法而立的。

（二）慢咳病因千万般，常有微饮夹其间

慢性咳嗽，其病因多种多样，如笔者曾论述慢性咳嗽多与少阳有关，且有少阳夹湿、少阳夹瘀等，但很多慢性咳嗽常有夹饮之因。众所周知，支气管哮喘相当于中医之哮病，传统观点认为其发病原因为内有宿痰伏肺，遇外感引触而发，如仲景在《金匮要略·痰饮咳嗽病脉证并治第十二》所云"膈上病痰，满喘咳吐，发则寒热，背痛腰疼，目泣自出，其人振振身瞤剧，必有伏饮"。而很多慢性咳嗽，如变应性咳嗽、咳嗽变异性哮喘，从西医机制来说与支气管哮喘类似，均为气道炎症导致气道高反应，炎性渗出物其实就相当于中医的水湿。因此从中医机制而言，慢性咳嗽患者往往与哮病也非常类似，即内有水饮，只不过慢性咳嗽患者的水饮不似典型的支气管哮喘那样严重，可导致喉中哮鸣如吼，痰声辘辘，而仅仅表现为咳嗽、气短胸闷而已，此时水饮尚微，当属微饮。如小柴胡汤方后注之咳嗽者，去人参、生姜、大枣，加干姜、

五味子。清代医家陈修园于《医学实在易》中说："胸中支饮咳源头，方外奇方勿漫求，又有小柴加减法，通调津液治优优。"他如四逆散方后注重亦云咳者，加干姜、五味子，此皆化饮之法，然其饮邪未盛，无大量咳吐白色泡沫样痰之典型症状，故属微饮。也正因为饮邪尚微，容易被医生忽视。且痰与饮治法不尽相同，故遇兼有微饮之咳嗽患者，若单纯用宣肺化痰、降逆止咳等常法，不知祛饮，则饮邪不除，致咳嗽难止，所以易迁延不愈而成慢性咳嗽。

（三）温药和之小便通，慢咳虽久可奏功

若经临床辨证，慢性咳嗽确属微饮内停者，可根据"病痰饮者，当以温药和之"以及"当从小便去之"之法则，祛除水饮，则咳嗽立止。若未能明辨微饮，单纯止咳，则难以奏功，此即咳嗽迁延日久之原因所在。除饮之法，可用苓桂术甘汤、肾气丸之类，亦可采用仲景所示之干姜、细辛、五味子法，如真武汤方后注所云，咳者，加干姜、细辛、五味子，或如小柴胡汤及四逆散方后注所示干姜、五味子法。若有小便不利之症，可参照仲景药证，加茯苓以利小便。有学者认为干姜、五味子法非为水饮而设，乃为寒邪所立，笔者认为寒与饮此处不能截然分开，《灵枢·邪气脏腑病形》云"形寒饮冷则伤肺"，用干姜、五味子者，既可散寒，又可化饮。然从慢性咳嗽患者夹饮者常有咳吐白痰，大便常不成形，四逆散方后注云"咳加干姜、五味子，并主下利"来看，干姜、五味子所治当有水湿之邪。且陈修园先生也认为小柴胡汤治咳之加减法乃治疗胸中支饮之方。由此看来，言干姜、五味子化饮确有根据。

病案 1

亢某，女，67 岁。2011 年 11 月 30 日就诊。主诉咳嗽半年。4 月因咳嗽于北京医院行 CT 示：右肺中叶两小结节影。考虑感染可能，给予抗感染治疗效果不佳，一直咳嗽，遂来我院诊治。刻下：咳嗽，痰白稀，量少，咽干，口苦，大便可，小便量少，舌淡红苔薄白，脉细滑。

诊断：咳嗽（少阳夹饮）。立法：和解少阳，化饮止咳。处方：小柴胡汤加减。方药：柴胡 12g，茯苓 12g，清半夏 15g，炙甘草 6g，干姜 6g，五味子 15g。7 剂水煎服，早晚分服，日 1 剂。2011 年 12 月 7 日复诊，咳嗽减半，痰量减少，痰白黏稠，口干，咽痒，小便量增多，舌淡苔薄白，脉细弦。前方再进 7 剂而咳止。

按语： 咽干，口苦，少阳证确；痰白稀，此寒饮之象；小便少，水饮之征；故辨证当属少阳夹饮。按小柴胡汤方后注，小便不利，去黄芩加茯苓，咳者，去人参、生姜、大枣，加干姜、五味子，一周而咳嗽减半，两周而咳止，证明药证相合，故半年之咳嗽，两周而收功。

病案 2

边某，女，60 岁。2015 年 1 月 15 日就诊。主诉咳嗽、胸闷 5 个月，于外院多次就诊，阜外医院各项检查除外心脏疾患，上月于我院查胸 CT 示：轻度肺间质改变。予左氧氟沙星口服效果不佳，来诊时见胸闷，咳嗽，干咳少痰，无咽中不利，气道不适，每次发作时自觉心下气冲，心脏悬起来，即发胸闷、咳嗽，烦躁。大便正常，小便易失禁，平素畏热，口苦，汗出，面色淡黄。舌胖暗苔薄黄，脉右细弦，左沉细。诊断：咳嗽（水饮上冲，胸膈郁热）。立法：化饮降逆，清宣郁热。处方：桂枝生姜枳实汤合栀子豉汤。枳实 10g，桂枝 10g，生姜 15g，炒山栀 10g，淡豆豉 10g。7 剂免煎颗粒剂。一周后复诊，诉服药第一剂后胸闷咳嗽即止，连续 4 天无症状，前日咽中不利，堵闷，胸闷欲咳，无心悬感，大便正常，口苦。舌胖暗苔薄，右寸实弦滑，左细滑。前方加清半夏 15g，苏叶 6g，茯苓 12g，厚朴 10g，7 剂后症余一二，咽干口苦，舌脉同前，取柴朴汤合橘枳姜汤善后。

按语： 本患咳嗽日久，干咳少痰，痰饮最容易被忽视。然来诊见脉单侧偏弦，此水饮之脉，《金匮要略》云"脉偏弦者饮也"。心下气冲，心悬，水饮上冲之征。《金匮要略·胸痹心痛短气病脉证治第九》中云"心中痞，诸逆心悬痛，桂枝生姜枳实汤主之"，"胸闷"有类心中痞，

000000000000000000000000000000000000000000000000000

"心下气冲"而似诸逆，"心脏悬"正是心悬痛之描述，故当为桂枝生姜枳实汤证，而胸闷、气道不适、畏热、汗出口苦，胸膈郁热之栀子豉汤证，首诊将二方相合而取效明显，证明辨证准确。二诊症状略反复，结合脉象，右寸弦滑，咽喉堵闷，应为复感外邪，内有里饮之半夏厚朴汤证，合半夏厚朴汤而症状大减，咽干口苦，少阳证现，故三诊取柴朴汤合橘枳姜汤善后。

综上所述，微饮与慢性咳嗽关系密切，在治疗慢性咳嗽患者时关注微饮的治疗，常能收到良好的效果。

第二章

经方临证

一、经方验案

（一）桂枝汤

柯韵伯先生称桂枝汤为仲景群方之魁，曹颖甫先生认为该方适合胃肠虚弱之外感者，我个人深以为是。方中桂枝、生姜、大枣、甘草辛甘化阳，有健胃之功，芍药、甘草酸甘化阴，所以本方外可以调和营卫，内可以调理脾胃，还可以调和阴阳。在《伤寒论》原文中关于桂枝汤证的条文很多，我认为最重要的要属汗出恶风，此为该方证的眼目。当前临床上很多外感患者多自己先服药，或中药或西药，但凡服药汗出后，不少人呈现出桂枝汤证，但桂枝汤毕竟偏于温热，古有"桂枝下咽，阳盛则毙"之说，因此应用桂枝汤时还要适当注意。其实只要外感后见汗出恶风，可以兼有身体酸懒不适，脉浮滑或细滑，没有咽痛口渴者即可放心应用。即便有咽部不适表现，我个人习惯加桔梗或连翘。

病案

白某，男，76岁。

初诊：2012年3月12日。

周身酸痛1天。昨日受凉后周身酸痛，无发热，汗出，服感冒清热颗粒。刻下症：周身酸痛，汗出乏力，恶风，唇干，无咽痛，二便调，舌胖淡，苔白，脉细滑。

患者受凉后汗出恶风，身痛乏力，为太阳表虚证。

予桂枝汤原方。处方如下：

桂枝10g，白芍10g，生姜15g，大枣10g，炙甘草6g。

3 剂。嘱频服汤药，服药后喝粥。

二诊：2012 年 3 月 19 日。

服上药 2 剂症解。

按：患者受凉后汗出恶风，身痛乏力，为太阳表虚证。予桂枝汤原方，2 剂才症解，故追问患者，他每日服药 3 次，未喝粥，故未完全遵仲景法，倘若能严格依照《伤寒论》原法服药，应当日症解。

（二）桂枝汤加连翘

病案

杨某，女，28 岁。

初诊：2008 年 12 月 29 日。

发热 1 天，昨日受凉后发热恶寒，身痛，体温为 38℃，流涕，自服感冒清热颗粒后微汗，症有减，仍恶风寒，头痛，身痛，自觉发热，流清涕，咽微痛，舌淡红，苔薄白，脉浮弦。

患者受凉后发热恶寒，服药后汗出，但表证未解，当属桂枝汤证。但咽微痛，当时笔者虑服桂枝汤后导致咽痛加重，故加连翘。

予桂枝汤加连翘。处方如下：

桂枝 10g，白芍 10g，生姜 10g，大枣 10g，炙甘草 6g，连翘 10g。

3 剂。

服药 1 剂诸症缓解。

按：咽痛属少阳证为多，临床可依据《伤寒论》法加桔梗。连翘一药，王海藏认为其属于少阳药，此药善于清热利咽，故此患加连翘也颇为有效。

（三）桂枝加厚朴杏子汤

病案

吕某，男，18 岁。

初诊：2010 年 10 月 20 日。

感冒后咳嗽 3 个多月，由母亲陪同来就诊。患者 3 个多月来咳嗽，服用抗生素及川贝枇杷膏等中药未好转。就诊时症见：咳嗽，气道作痒，流清涕，恶风冷，遇风咳作，便溏，口干，舌淡红，苔薄白，脉细滑。

患者是一个高中生，形体肥胖，平时动则汗出，大便一直不成形。胃肠素弱，感受外邪，汗出恶风，符合桂枝汤证。

因以咳嗽为主，故选桂枝加厚朴杏子汤。处方如下：

桂枝 10g，白芍 10g，生姜 15g，大枣 10g，炙甘草 6g，厚朴 10g，杏仁 10g。

7 剂。

二诊：2010 年 10 月 27 日。

服药后流涕止，气道痒已，咳嗽减轻渐至咳嗽停止。就诊前一天未咳，大便成形，舌淡红，苔薄黄，脉细滑。其母再三要求多开几剂药，效不更方，予前方 5 剂。

按：该患者此前屡用抗生素则苦寒伤胃，而用川贝枇杷膏虽清热润肺，但此二者均不切病机，故使咳嗽迁延不愈。

《伤寒论》对桂枝加厚朴杏子汤的论述共有 2 条，为"喘家作，桂枝汤加厚朴、杏子佳""太阳病，下之微喘者，表未解故也，桂枝加厚朴杏子汤主之"。这 2 条似都指喘而未言咳嗽，临床上遇到桂枝汤证之咳嗽者亦可投此方，有些有变异性哮喘兼过敏性鼻炎的咳嗽患者见喷嚏、流涕、恶风、胸闷气短，此方可取速效。

如 2010 年 4 月笔者曾于维也纳治疗一华裔女性。她患过敏性鼻炎多年。当时症见喷嚏，流涕，恶风，咳嗽，气喘。西医予抗过敏治疗乏效，投桂枝加厚朴杏子汤 4 剂而症解。

我个人认为，由于厚朴和杏仁均有化饮之功，所以患者有少量咳痰、气短胸闷可以不必加味。

（四）桂枝加附子汤

病案

辜某，女，30 岁。

初诊：2009 年 8 月 13 日。

咳嗽 3 个月。既往有哮喘史。近 3 个月来凌晨 2～3 点咽痒，咳嗽咳痰，初始痰微黄后色白，质稀，活动后气喘，至早晨 7～8 点后缓解，吹空调后咳白痰，恶风寒，口不干，口不苦，大便可，汗出，曾服用两位医生的中药汤剂近 1 个月未见效，舌淡红，苔薄，脉沉弦。

汗出恶风，咳痰白稀，脉沉而弦，当属少阴病兼有里饮。

有汗则用桂枝加附子汤，再仿桂枝加厚朴杏子汤，方以桂枝加附子汤再加厚朴、杏仁。处方如下：

桂枝 10g，白芍 10g，生姜 10g，大枣 10g，炙甘草 6g，厚朴 10g，杏仁 10g，炮附片（先煎）6g。

5 剂。

二诊：2009 年 8 月 17 日。

痰量明显减少，偶有黄痰，气喘减轻，症状减半，口和，小便黄，大便不成形，舌淡红，苔薄黄，脉沉弦。

服药 5 剂而症状减半。因痰黄、尿黄，故复诊取二加龙牡汤之意以防上热。处方如下：

桂枝 10g，白芍 10g，生姜 10g，大枣 10g，炙甘草 10g，厚朴 10g，杏仁 10g，炮附片（先煎）6g，白薇 12g，生龙骨（先煎）15g，生牡蛎（先煎）15g。

5 剂。

按：桂枝加附子汤属于少阴病方，与麻黄附子甘草汤相对，两方同属少阴病方，有汗则用桂枝加附子汤，无汗则选麻黄附子甘草汤。桂枝加附子汤在《伤寒论》中曰："太阳病，发汗，遂漏不止，其人恶风，小便难，四肢微急，难以屈伸者，桂枝加附子汤主之。"治疗漏汗证。

本患者汗出恶风，但脉象沉弦，与麻黄附子细辛汤证之脉反沉相类，只是本患者有汗，故选择桂枝加附子汤。

（五）桂枝加大黄汤

病案

张某，女，9岁。

初诊：2008年11月7日。

腹痛3天，脐周痛，阵发性，形寒，口中和，流清涕，鼻塞，大便难，舌胖淡苔薄白腻，脉细弦。

腹痛，形寒，鼻塞，流涕，为太阳太阴合病。大便难，则兼有阳明。予抵当乌头桂枝汤加大黄。处方如下：

炮附片5g，桂枝10g，白芍10g，生姜10g，大枣10g，炙甘草6g，苍术6g，熟大黄5g。

2剂。

二诊：2008年11月11日。

疼痛稍减，仍有发作，拒按，挛急痛，大便不畅，舌胖淡红，苔薄白腻，脉细弦。

服药后效果不佳，腹痛拒按，且挛急作痛，结合鼻塞、流涕等外症，属太阳阳明合病之桂枝加大黄汤证。处方如下：

桂枝10g，白芍20g，生姜10g，大枣10g，炙甘草6g，熟大黄5g。

3剂。

服2剂而痛止，大便规律，第3剂未服。

按： 本患者为笔者女儿，初诊时因形寒、腹痛，思及《金匮要略》曰："寒疝，腹中痛，逆冷，手足不仁，若身疼痛，灸刺诸药不能治，抵当乌头桂枝汤主之。"太阳太阴合病似乎与本病合。苔白腻，大便难，则里有寒湿，故加苍术、大黄合前药温下。但服药后效果不佳，且腹痛挛急，大便不畅，考虑为太阳阳明合病。"本太阳病，医反下之，因而腹满时痛者，属太阴也，桂枝加芍药汤主之；大实痛者，桂枝加大黄汤

第二章　经方临证

主之。"此案腹痛剧烈，大便难，正属大实痛，且鼻塞、流涕、恶寒，外有太阳见证，正合桂枝加大黄汤之立方。遂投原方，2剂而瘥。

（六）小建中汤

小建中汤原文见于《伤寒论》第100条，曰："伤寒，阳脉涩，阴脉弦，法当腹中急痛，先与小建中汤，不差者，小柴胡汤主之。"《伤寒论》第102条曰："伤寒二三日，心中悸而烦者，小建中汤主之。"《金匮要略·血痹虚劳病脉证并治第六》第12条曰："虚劳里急，悸，衄，腹中痛，梦失精，四肢酸疼，手足烦热，咽干口燥，小建中汤主之。"《金匮要略·妇人杂病脉证并治第二十二》第18条曰："妇人腹中痛，小建中汤主之。"从条文看本方善治虚劳腹痛，本方合辛甘化阳和酸甘化阴于一身。且方中有桂枝、生姜，可功兼解表。可兼太阳证，如汗出、恶风、身痛等。饴糖很多药店没有卖，有学者认为可以用蜂蜜代替，本患用蜂蜜效果尚可，但终不若饴糖为佳。

病案

张某，男，57岁。

初诊：2007年4月12日。

胃脘隐痛半个月，劳累、饥饿时明显，食后腹胀，偶泛酸，胃脘怕冷，饮食喜热恶凉，大便时有稀溏，舌淡红，苔薄白，脉细弦。

胃脘隐痛，劳累、饥饿明显，怕凉喜暖，大便稀溏，属太阴病。因有泛酸，故合四逆散、乌贝散疏肝制酸。处方如下：

桂枝10g，白芍20g，炮姜6g，炙甘草6g，大枣10g，柴胡10g，枳壳10g，海螵蛸10g，大贝母10g。

水煎服。每次兑入蜂蜜两汤匙。

二诊：2007年4月20日。

胃痛明显减轻，进食多仍有腹胀，夜间偶有隐痛，未泛酸，大便成形，舌脉如前。

原方继服7剂。

一周后复诊无明显不适，改以小建中合剂善后。

按：本患者是笔者接触胡希恕教授学术观点之前的病案，如今想来，若用小建中汤原方，亦当有效。原方当用生姜，本例因当时药房无生姜，且患者无表证，故用炮姜。

（七）温经汤

温经汤出自《金匮要略·妇人杂病脉证并治第二十二》，原文曰："问曰：妇人年五十所，病下利，数十日不止，暮即发热，少腹里急，腹满，手掌烦热，唇口干燥，何也？师曰：此病属带下。何以故？曾经半产，瘀血在少腹不去。何以知之？其证唇口干燥，故知之。当以温经汤主之。"从原文看本方证以瘀血为明证，前面论述了下利、发热、少腹里急、腹满、手掌烦热、唇口干燥，这些症状是什么原因造成？后面一句"瘀血在少腹不去"点明了病因，因此温经汤当为温经活血、养血育阴之方。该方内含吴茱萸汤、麦门冬汤、桂枝汤之意。临床上治疗妇女月经病时广泛应用，也容易想到。在呼吸科治疗咳嗽、喘息时有表现为温经汤证者，原方应用，亦有良效。

病案 1

卢某，女，28 岁。

初诊：2006 年 12 月 24 日。

痛经 4 年，每月行经腹痛，现月经第 2 天，少腹痛，月经量少，四肢冷，大便干，腰酸，舌淡尖红，苔薄，脉细弦。

行经腹痛，月经量少，腰酸肢冷，病属太阴。津血不足，为里虚寒证。脉细血虚，弦脉主痛。予温经汤养血温中，合四逆散行气止痛，合肉苁蓉、菟丝子加重温补之能。处方如下：

当归 10g，白芍 10g，川芎 6g，吴茱萸 5g，牡丹皮 15g，炮姜 6g，肉桂 5g，清半夏 10g，党参 10g，炙甘草 6g，阿胶珠 10g，麦冬 10g，柴胡 10g，枳实 10g，肉苁蓉 30g，菟丝子 30g。

7 剂。

二诊：2006 年 12 月 31 日。

服药后痛经止，口干，舌脉如前。

药证相对，故服药后症解，仍口干，则前方麦冬加至 15g。

7 剂。

三诊：2008 年 9 月 18 日。

一直未发生痛经，近 3 个月，经量少，有血块，四肢冷，大便可，眠安，舌淡红，苔薄，脉细弦。

服前方半个月。1 年多后复诊，痛经一直未作，说明前次认证准确，效不更方，大便已通，故改肉苁蓉为淫羊藿强壮太阴。

前方肉桂改为桂枝 10g，肉苁蓉改为淫羊藿 15g。

7 剂。

四诊：2008 年 9 月 25 日。

3 日前行经，月经量增多，血块少，四肢冷减轻，舌脉如前。

服药后经量增多，血块减少，肢冷减轻，增量淫羊藿加强强壮之力。

前方淫羊藿改为 30g。

7 剂。

按：温经汤治疗痛经效果卓著。此患者 2006 年服药半个月，至 2008 年痛经一直未作，证明辨证准确。然仍经量少而四肢冷，温经汤证仍具，里虚寒未尽愈，仍以原方进退。

病案 2

王某，女，38 岁。

初诊：2013 年 3 月 18 日。

咳嗽 3 个月。3 个月来咳嗽，于西医院就诊，诊断为支气管炎，服用抗生素及止咳药物效果不佳。刻下症：咳嗽，痰少色白，遇冷加重，大便正常，月经量少，痛经，舌胖淡暗，苔薄白，脉细弦。

患者以咳嗽为主诉就诊，但遇冷加重，月经量少，痛经，舌胖淡暗，脉细弦，属于太阴里虚寒证，属温经汤证。加五味子、桔梗、杏仁利咽止咳。处方如下：

吴茱萸 6g，当归 10g，川芎 6g，桂枝 10g，白芍 10g，牡丹皮 10g，干姜 6g，清半夏 15g，麦冬 12g，党参 6g，炙甘草 6g，阿胶珠 10g，五味子 6g，桔梗 10g，杏仁 10g。

7 剂。

二诊：2013 年 3 月 25 日。

咳嗽明显减轻，病愈大半，痰少，晨起呕恶，大便正常，月经未行，舌胖暗，苔薄白，脉细弦。

服药后咳减大半，说明药证相合。去桔梗、杏仁，其为对症之药。

前方去桔梗、杏仁。

7 剂，自煎。

三诊：2013 年 4 月 1 日。

咳止，月经刚结束，痛经较前改善，口和。舌胖暗红，苔薄白，脉细弦。

咳嗽止，痛经改善，再去五味子，以温经汤原方续进。

3 月 18 日方去五味子、桔梗、杏仁。

14 剂。

按：咳嗽 3 个月，遇冷加重，屡用抗生素，平素痛经，月经量少，舌胖淡暗，脉细弦，病属太阴，属里虚寒证，方证符合温经汤证。加五味子合方中干姜，仿仲景治咳之法，加桔梗、杏仁宣降肺气。药证相合，故服药 7 剂而症减过半，两周而咳嗽痊愈，且痛经亦较前改善。

（八）麻黄加术汤

病案

侯某，女，55 岁。

初诊：2011 年 5 月 16 日。

胸闷憋气 2 年，2009 年 7 月因憋气半年于北京朝阳医院诊为"间质性肺炎"，经西药治疗（具体不详）乏效。刻下症：胸闷，咳嗽，白痰，手指关节及颈项疼痛，无汗，口和，大便成形，舌淡红，苔薄白腻，脉滑。

手指关节及颈项疼痛，无汗，属太阳表实证。白痰，胸闷，苔腻，脉滑，属太阴证。属太阳与太阴合病，属麻黄加术汤证。处方如下：

炙麻黄 6g，桂枝 10g，炒杏仁 10g，炙甘草 6g，葛根 12g，茯苓 12g，生白术 10g。

二诊：2011 年 5 月 23 日。

于高碑店医院查胸 CT：两肺间质性炎症。服药后咳嗽减轻，手指关节疼减，颈项疼减，偶有汗。苔薄白腻，脉滑。

服药后汗出，咳嗽及疼痛减轻，药证相合。再加炮附片强壮解表。

前方加炮附片 6g。

7 剂。

三诊：2011 年 5 月 30 日。

咳嗽、气憋较前好转，痰量明显减少，关节疼痛减轻，既往因气憋弯腰行走，现能直立行走，大便可，口和。舌胖淡暗，苔薄白，脉弦。

再予 5 月 23 日方。

10 剂。

按：麻黄加术汤出自《金匮要略》，曰："湿家，身烦疼，可与麻黄加术汤发其汗为宜。"本方是麻黄汤加白术而成，治疗太阳与太阴合病。湿家指素有脾湿之人，太阴寒湿，身烦疼，表有湿阻，治疗以麻黄汤加白术散寒除湿。有类湿家身烦疼而憋气、无汗，有类湿家无汗而喘。此患者关节疼痛，颈项疼痛，无汗，苔腻，形体胖，属太阳太阴合病，表有寒湿，故投以麻黄加术汤，加茯苓助利湿之力，因颈项痛，故加葛根。服药后汗出，症状减轻，后再加附子以加强温散之力，已患 2 年之病竟在两周之内大减，足证该方适合表为寒湿痹阻之证。另此患病史虽然有 2 年之久，但辨证仍以太阳表证为主，故投方而效，若拘泥于病久内伤，则未免动手便错，疗效恐难保证。此方笔者用白术，用苍术亦可。

（九）大青龙汤

大青龙汤见于《伤寒论》，原文曰："太阳中风，脉浮紧，发热，恶寒，身疼痛，不汗出而烦躁，大青龙汤主之。若脉微弱，汗出恶风者，不可服，服则厥逆，筋惕肉瞤，此为逆也。"又曰："伤寒脉浮缓，身不疼，但重，乍有轻时，无少阴证者，大青龙汤发之。"本方治疗太阳阳明合病。原文描述太阳证发热、恶寒、身疼痛，至于汗出有无，可以见不汗出，即无汗，也可有汗，但汗出不彻，仍有身痛，或身不疼但重。阳明见证原文提到烦躁，临床确有患者有此症状，有的患者表现为口渴。身不疼但重，有学者认为是表有湿邪，我个人认为可以是夹湿，但必不重，仍以表寒为主。若湿邪较重，仍当加苍术仿麻黄加术汤之意。关于麻黄用量，若按《伤寒论》原文比例，麻黄宜为 18g，但临证可根据患者情况。若表闭明显，无汗，可用至 18g，若表闭不著，可适当减量。

病案 1

田某，女，57 岁。

初诊：2009 年 8 月 7 日。

发热 10 日，于北京协和医院胸片诊断为左下肺炎，查血象高，予静脉滴注可乐必妥（左氧氟沙星）7 日而发热依然，体温在 38℃～40℃，服退热药体温可暂降旋即复升，颇以为苦，经感染科医师辗转求诊于余。症见：面色萎黄，倦怠乏力，诉发热前周身疼痛，恶寒甚，无汗，服百服宁 2 片稍有汗出，口干，不苦，不欲饮食，见食则呕恶，大便可，小便黄，舌苔白腻，脉寸关弦滑。当日就诊时血象：白细胞 1.5×10^9/L，中性粒细胞比值 86%。

恶寒身痛，发热无汗，属太阳表实证。口干、尿黄，为阳明见证。此为太阳阳明合病之大青龙汤证；往来寒热，见食呕恶，为少阳证，合小柴胡汤；苔腻，则表有湿邪，故加苍术。处方如下：

炙麻黄 8g，桂枝 10g，清半夏 10g，生姜 4 片，大枣 5 枚，炙甘草

6g，党参 10g，生石膏 45g，苍术 15g，柴胡 24g，黄芩 10g，杏仁 10g。

2 剂，嘱煎汤后频服，4 小时一次。

二诊：2009 年 8 月 10 日。

服药第 2 剂热退，现周身乏力，夜眠差，多梦，微汗出，无恶寒，大便少不干，纳食转佳，口渴减，舌胖淡红，苔黄腻，脉弦滑。未用抗生素，复查血象已正常。

服药后热退，表证已解，余热未净，已然汗出，眠差多梦，仍有口渴，换柴胡加龙骨牡蛎汤三阳合治，清解余邪，安神定志。处方如下：

柴胡 12g，黄芩 10g，清半夏 10g，生姜 10g，大枣 10g，炙甘草 6g，党参 10g，生龙骨 30g，生牡蛎 30g，熟大黄 6g，桂枝 10g，茯苓 12g。

5 剂。

按：患者是中年女性，发热 10 日，用抗生素治疗效果不佳，血象亦高。初诊见发热恶寒者，发于阳也。身痛恶寒，为太阳表病；口干溲赤，为阳明里热；不欲饮食，见食呕恶，少阳证现；呕而发热者，柴胡证具。苔腻为湿象。三阳合病，汗出不彻，故以大青龙汤外散内清，合柴胡剂和解少阳，湿盛，故加苍术。药证相合，故 2 剂而热退，血象正常。

病案 2

戴某，男，11 岁。

初诊：2009 年 12 月 11 日。

恶寒身痛 3 天，咽痒，口渴，鼻塞，流清涕，无发热，大便可，无恶心，舌苔白腻，脉浮滑。

恶寒身痛，鼻塞，流清涕，属太阳表病。口干，属阳明里热。舌苔白腻，兼有湿邪，脉象浮滑，为表湿之象。故以大青龙汤外散风寒、内清里热，合苍术、半夏化湿。处方如下：

炙麻黄 6g，桂枝 10g，杏仁 10g，炙甘草 6g，生石膏 30g，生姜 10g，大枣 10g，苍术 10g，清半夏 10g。

3剂，频服，日四次，2天服完。

二诊：2009年12月13日。

诸症均愈，舌苔白腻，脉细滑。

舌苔仍腻，湿邪未尽，改以麻杏苡甘汤合平胃散化湿解表。处方如下：

炙麻黄6g，杏仁10g，生薏苡仁米18g，炙甘草6g，苍术15g，厚朴10g，陈皮10g，焦三仙（焦麦芽、焦山楂、焦神曲）各10g。

4剂。

按： 大青龙汤证常夹表湿，可加苍术仿麻黄加术汤之意。另两个案例均采用药频服，仿桂枝汤服法，取效颇捷。

（十）麻黄杏仁薏苡甘草汤

麻黄杏仁薏苡甘草汤见于《金匮要略·痉湿暍病脉证第二》，原文曰："病者一身尽疼，发热，日晡所剧者，名风湿。此病伤于汗出当风，或久伤取冷所致也，可与麻黄杏仁薏苡甘草汤。"从上面的条文进行病机分析，此乃风湿并重，阻滞经络，气血运行不利。麻黄杏仁薏苡甘草汤凡四味，麻黄、甘草微发其汗，杏仁、薏苡仁利气祛湿。本方亦可视为麻黄汤变方，用薏苡仁更换麻黄汤中的桂枝而成。薏苡仁有除痹渗湿之功，麻黄有发汗利水之效，合杏仁宣降肺气，故此方善治肌表水湿。肌表水湿之身痛发热或皮疹等均可选用。因皮毛者，肺之合也，故若肌表水湿，肺气痹郁，而致咳嗽、喘息，本方亦可选用。

病案

王某，女，39岁。

初诊：2007年5月28日。

咳嗽间断发作1年，加重5天。1年前感冒后咳嗽，之后咳嗽间断发作，5天前受凉症状加重，喘息，于急诊查：白细胞$16.7×10^9$/L，中性粒细胞比值83.9%。静脉滴注异帕米星、多索茶碱、激素、痰热清症状好转，仍有咳嗽，黄痰，喘息，咽干口黏，大便不爽。胸片检查：两下肺纹理重。患者饲养宠物。舌红，苔黄腻，脉细弦。

咳喘，痰黄，口黏，大便不爽，舌苔黄腻，此湿热为患。咽干脉弦，少阳郁热，此患者受凉引起。内有湿热，外感风寒，邪入少阳，故方选麻黄杏仁薏苡甘草汤合小柴胡汤，合赤小豆、滑石引湿热从小便出。处方如下：

炙麻黄 5g，杏仁 10g，生薏苡仁 15g，炙甘草 5g，连翘 15g，赤小豆 30g，柴胡 10g，黄芩 10g，清半夏 10g，厚朴 6g，块滑石 15g，牛蒡子 10g。

7剂。

后 11 月再诊时告知服药后诸症缓解。

按：麻黄杏仁薏苡甘草汤用来治疗太阳表湿证。笔者于 2011 年曾治疗一男性患者，他受凉后每日下午 4 点发热，身痛，咽痛，恶寒，咳嗽，苔腻，脉象浮弦，正如《金匮要略》所云"病者一身尽疼，日晡所剧者"，属太阳表湿兼少阳证，以麻杏苡甘汤合小柴胡汤治疗，第二日热退痛止。刘渡舟老师曾论及麻杏苡甘汤治疗湿喘，笔者师其意，于临床治疗湿热咳喘确有疗效。

（十一）麻黄杏仁甘草石膏汤

"发汗后，不可更行桂枝汤。汗出而喘，无大热者，可与麻黄杏仁甘草石膏汤"。本方为太阳阳明合病之方，与麻黄汤比较，该方为麻黄汤去桂枝加石膏。去石膏者，表闭不重，加石膏者，内有里热也。刘渡舟教授称本方为治疗热喘之方，临床上治疗肺热壅滞之咳喘，临证为喘息型支气管炎、肺炎、哮喘等。临床上因麻黄杏仁甘草石膏汤药味偏少，若咳嗽黄脓痰较多，笔者习惯合薏苡仁、败酱草清热化痰排脓，若鼻塞明显，可酌加辛夷宣通鼻窍。遇麻黄杏仁甘草石膏汤证时，兼有少阳证的情况也十分常见，此时可合入小柴胡汤。

病案

高某，女，29 岁。

初诊：2011 年 12 月 5 日。

咳喘反复发作 6 年，加重 2 个月。既往有过敏性鼻炎 6 年，时喷嚏、咳嗽、喘息，今年 10 月以来症状加重伴喘息，北京大学第一医院诊为支气管哮喘，口服顺尔宁、舒利迭好转。仍咳嗽，痰黄黏，喷嚏、流涕，晚饭后明显，泛酸，大便正常，汗出，恶风。舌胖暗红，苔薄白，脉细弦。

喷嚏、流涕，汗出恶风，说明表证仍在。咳嗽黄痰，则内有里热。属太阳阳明合病，故予麻黄杏仁甘草石膏汤，合薏苡仁、败酱草清热化痰，合瓦楞子制酸，合辛夷助麻黄宣通鼻窍。处方如下：

炙麻黄 8g，杏仁 10g，生石膏 45g，炙甘草 6g，桔梗 10g，炒薏苡仁 18g，败酱草 12g，辛夷 6g，煅瓦楞子 15g。

7 剂。

二诊：2011 年 12 月 12 日。

服药 4 天后咳止，痰无，喷嚏、流涕缓解，泛酸已，晨起汗出，喑哑，近来痔疮发作。舌胖暗红，苔薄白，脉细滑。

诸症均退，痔疮发作，加蒲公英清热解毒。

前方加蒲公英 15g。

7 剂。

按：麻黄杏仁甘草石膏汤治疗太阳阳明合病，按《伤寒论》原方麻黄是 4 两，临证可根据太阳与阳明见证的多少来调节麻黄与石膏的用量比。

（十二）葛根汤

葛根汤出自《伤寒论》第 31 条"太阳病，项背强几几，无汗，恶风，葛根汤主之"及第 32 条"太阳与阳明合病者，必自下利，葛根汤主之"。此方与桂枝加葛根汤相对，桂枝加葛根汤原文为"太阳病，项背强几几，反汗出恶风者，桂枝加葛根汤主之"，可见二方不同之处在于葛根汤证无汗，而桂枝加葛根汤证有汗。其他如恶风、项背强几几之表证均相同。葛根汤中有麻黄，麻黄、桂枝同用，发汗力强，故用于无汗恶风之证。但不要误以为葛根汤是麻黄汤加葛根，其实葛根汤是桂枝汤中桂枝、芍药减量再加麻黄、葛根而成。从葛根汤与桂枝加葛根汤两方的描述来看，二者都有项背强几几，可见此症应为葛根证最典型的特点。

病案 1

张某，女，32 岁。

初诊：2013 年 1 月 9 日。

恶寒、发热、身痛 1 天。昨晚因护理家人受凉而恶寒、发热，体温 38.1℃，服清热解毒颗粒。刻下症：恶寒、发热、身痛，无咽痛，咳嗽，无痰，流清涕，尿黄，无尿频、尿痛，腹泻，大便溏薄，无腹痛，颈项痛，无汗，口和。查体：体温 38.5℃，咽部正常。舌暗红，苔薄黄，脉浮紧。

恶寒、发热，身痛，颈项痛，无汗，口和，脉浮紧，属太阳阳明合病之葛根汤证。处方如下：

葛根 15g，炙麻黄 10g，桂枝 10g，白芍 10g，生姜 15g，大枣 10g，炙甘草 6g。

3 剂。

二诊：2013 年 1 月 14 日。

服药后热退、身痛缓解，后外出受凉复发热，服药后热退。刻下症：流清涕，黄痰，轻咳，痰少，咽痒，恶寒，无发热，无身痛，大便溏。舌暗红，苔薄，脉细弦。

恶寒、流清涕，则太阳证犹在。咳嗽、黄痰，为阳明见证。咽痒，脉细弦，为少阳见证。三阳合病，予麻黄杏仁甘草石膏汤合小柴胡汤。处方如下：

炙麻黄 6g，杏仁 10g，生石膏 30g，炙甘草 6g，柴胡 12g，黄芩 10g，清半夏 15g，生姜 15g，大枣 10g，党参 10g，桔梗 10g，辛夷 6g。

6 剂。

按：本案患者因护理住院患者颇多劳苦，且幼女外感，其被传染。症见恶寒、发热，身痛、项强，无汗，且腹泻，大便稀薄，形瘦面黄，舌暗红，苔薄，脉浮紧，笔者问诊后一下想到《伤寒论》中"太阳与阳明合病者，必自下利，葛根汤主之"，此为典型的葛根汤证。遂取原方径投，因其护理家人，不能煎药，取免煎颗粒3剂。复诊诉当日服1剂即汗出热退，第2日因复受凉，午后复热，再服热退，之后未再发热。

考太阳与阳明合病，仲景论及有三：①太阳与阳明合病，喘而胸满者，不可下，宜麻黄汤；②太阳与阳明合病者，必自下利，葛根汤主之；③太阳与阳明合病，不下利但呕者，葛根加半夏汤主之。喘而胸满者，病仍偏于太阳之表，故用麻黄汤，而下利与呕者，均见阳明之里，故用葛根汤或葛根加半夏汤。本患者有太阳表实，且伴有阳明下利，故处方时以葛根汤原方而取速效。若不下利而呕，当以葛根加半夏汤为宜。

病案 2

马某，女，44岁。

初诊：2008年1月21日。

咳嗽1个月，加重1周。冬季受风咳嗽，咳痰，咳嗽剧烈时遗尿，曾服川贝枇杷露、通宣理肺丸。近一周来加重，胸片检查正常，咳痰少色微黄，质黏，恶风寒，项背恶寒明显，骨节疼，无汗，口干喜热饮，咽痒，大便可，小便调，舌胖淡，苔薄，脉细弦。

恶寒，骨节疼，无汗，属太阳证。口干、咳痰色黄质黏，为阳明里热。太阳阳明合病，予葛根汤加石膏，加厚朴。加厚朴取桂枝加厚朴杏子汤之意。处方如下：

葛根30g，炙麻黄6g，杏仁10g，桂枝9g，炙甘草6g，白芍9g，生姜10g，大枣10g，厚朴9g，生石膏20g。

4剂。

二诊：2008年1月24日。

咳减大半，诸症均减，唯口干，咽痒，舌胖淡，苔薄白，脉细滑小弦。

服药后症却，仍咽痒，加蝉蜕疏风利咽。

前方加蝉蜕 5g。

5 剂。

三诊：2008 年 1 月 31 日。

症状消失，食纳二便如常，饮食调理善后。

按：本患者为一报社记者，以咳嗽为主诉，但问其症状见骨节痛、无汗、颈项背恶寒，证符葛根汤证，投葛根汤而咳嗽消失，项背恶寒亦减，可见发热非葛根汤证必见。从两位患者都有咳嗽看，葛根汤证容易伴随咳嗽。

（十三）小青龙汤

《伤寒论》第 40 条曰："伤寒，表不解，心下有水气，干呕，发热而咳，或渴，或利，或噎，或小便不利、少腹满，或喘者，小青龙汤主之。"这是小青龙汤证的经典条文，其典型的适应证为表寒里饮证，症状以咳喘为主，痰属寒痰。亦可应用于以流涕为主之过敏性鼻炎。干姜、细辛、五味子之配伍是张仲景治疗痰饮的经典配伍，此种配伍除了见于小青龙汤外，在厚朴麻黄汤、苓甘五味姜辛汤、射干麻黄汤等方中均可见到，难怪乎陈修园在《医学三字经》中说："姜细味，一齐烹，长沙法，妙而精。"

病案

陈某，男，52 岁。

初诊：2009 年 11 月 23 日。

咳嗽反复发作 40 余年，加重 3 个月。既往有慢性支气管炎病史 40 余年，每年秋冬发作，9 月于北京石景山医院住院诊断为慢性支气管炎急性发作，经治疗好转出院。现症见咳嗽，痰白泡沫样，量多，喘息，口和，遇风冷咳剧，舌胖淡，苔薄白，脉沉弦。查体：双肺偶闻干啰音。肺功能：重度阻塞性改变，舒张试验阴性。

咳喘，痰白泡沫样，脉沉弦，为内有停饮，属小青龙汤证。处方如下：

炙麻黄 10g，桂枝 10g，白芍 10g，干姜 10g，细辛 3g，五味子 15g，清半夏 15g，炙甘草 6g。

7 剂。

二诊：2009 年 11 月 30 日。

痰量减少，咳嗽减轻，喘息减，症减。口和，大便干。查双肺未闻及干湿啰音。舌胖淡，苔薄白，脉沉弦。

服药后症减，仿裴永清教授经验合入二陈汤加强化痰之力。

前方加陈皮 10g，茯苓 12g。

7 剂。

后经三诊得知症状缓解。

按：小青龙汤是治疗外寒内饮的常用方，临证时内饮必备，而外寒却不一定非具备不可。本患者舌胖淡，属太阴里虚，中阳不足，寒饮内生。沉脉、弦脉均可主饮，若有外寒，其脉当浮，本患者脉沉，且无恶寒、发热、身痛等外症，故不具外寒，但仍可见遇风冷症状加剧，故以小青龙汤温化寒饮。

（十四）小青龙加石膏汤

病案

李某，女，25 岁。

初诊：2009 年 7 月 14 日。

咳嗽 1 周。1 周前受凉后咳嗽，初始咳黄痰，服清热解毒中药 3 剂好转。后因饮冷导致胃痛，咳嗽转剧，痰多白色泡沫样，质黏，口干，恶风寒，喜热饮，大便可，舌淡，苔腻，脉弦。

咳嗽，痰白量多泡沫样，恶风寒，脉弦，为寒饮之象。口干，痰黏，为饮邪化热。予小青龙加石膏汤，合陈皮、茯苓加强化痰之力。处方如下：

炙麻黄 6g，桂枝 10g，白芍 10g，干姜 10g，细辛 3g，五味子 10g，清半夏 10g，炙甘草 6g，生石膏 30g，陈皮 30g，茯苓 12g。

5 剂。

二诊：2009 年 7 月 16 日。

面色红润，咳嗽明显好转，痰量减少明显，胃痛明显减轻，舌淡红，苔薄腻，脉弦滑。

前方再服 3 剂后咳止。

按：小青龙加石膏汤原文见于《金匮要略·肺痿肺痈咳嗽上气病脉证治第七》曰："肺胀，咳而上气，烦躁而喘，脉浮者，心下有水，小青龙加石膏汤主之。"小青龙汤本治外寒内饮，而症兼烦躁，则可知里有郁热，故可加石膏以清热。本患者为一护士，长年值夜班，饮食不规律，平素脾胃不和。受凉后咳吐黄痰，服清热解毒药物好转，但因饮冷，《黄帝内经》云"形寒寒饮则伤肺"，寒饮入胃，循经上犯，故见咳嗽，痰呈白色泡沫样，且患者恶风寒，喜热饮。但患者口干，痰黏，知有饮郁化热之象。故予小青龙加石膏汤，既温化寒饮，又内清郁热，合二陈汤健脾化痰、和胃理气。药证相应，故症状缓解。

（十五）厚朴麻黄汤

厚朴麻黄汤出自《金匮要略·肺痿肺痈咳嗽上气病脉证治第七》曰："咳而脉浮者，厚朴麻黄汤主之。"原文论述仅此数字，知其主治咳嗽且脉浮者，很多医家认为此脉浮非为表证，而是水饮趋外之象。笔者认为，据本方有麻黄可知该方可治太阳外证，因此该方是治疗外邪里饮之方。而又含麻黄杏仁甘草石膏汤该方证可知兼见阳明。故此方是太阳太阴阳明合病之方。原方为干姜，若有外证，改为生姜亦可。药房中常常没有小麦，笔者用浮小麦或山药代替，觉疗效尚可。

病案

江某，男，64 岁。

初诊：2006 年 1 月 4 日。

咳嗽 1 个月，服中西药效果不理想。症见咳嗽，喉中哮鸣音，痰少黏白，咽中不利，舌胖，苔薄白，脉浮弦。

脉浮，为外证。脉弦，咳痰，为内有痰饮。属厚朴麻黄汤证。处方如下：

厚朴 10g，炙麻黄 5g，杏仁 10g，清半夏 10g，浮小麦 10g，五味子 6g，干姜 6g，细辛 3g，生石膏 30g。

服药 5 剂而诸症解。

按：此患者咳嗽 1 个月，中西药都服乏效。症见喉中哮鸣者，结合脉浮弦，想到《金匮要略》曰："咳而脉浮者，厚朴麻黄汤主之。"不期 5 剂而症解。此后笔者在临床上遇厚朴麻黄汤证患者，每遵仲景所言"脉浮，或咳或喘"，用此方疗效得到肯定。

（十六）桂枝麻黄各半汤

桂枝麻黄各半汤出自《伤寒论》第 23 条，曰："太阳病，得之八九日，如疟状，发热恶寒，热多寒少，其人不呕，圊便欲自可，一日二三度发。脉微缓者，为欲愈也；脉微而恶寒者，此阴阳俱虚，不可更发汗、更下、更吐也；面色反有热色者，未欲解也，以其不能得小汗出，身必痒，宜桂枝麻黄各半汤。"因为症状描述中有面热、身痒，所以很容易让人想到可治疗皮肤病，临床上确实应用此方治疗皮肤病，效果也较理想。

病案

惠某，女，6 岁。

初诊：2010 年 1 月 27 日。

咳嗽 1 个月。咽痒，咳嗽，痰少色白，汗出，遇风冷咳嗽明显，每日周身起疹，瘙痒，口和，二便调，既往有荨麻疹病史。舌淡红，苔薄白，脉细滑。

周身起疹，汗出，遇风冷咳，属太阳病，了桂枝麻黄各半汤。处方如下：

桂枝 10g，白芍 10g，荆芥 10g，防风 10g，白蒺藜 10g，杏仁 10g，炙甘草 6g，生姜 15g，大枣 10g。

6 剂。

一周后家长诉服药后未起皮疹，瘙痒止，咳嗽明显减轻，嘱再服原方 6 剂。

二诊：2010 年 2 月 12 日。

无皮疹，咳嗽愈。嘱停药，忌生冷。

按：胡希恕先生应用桂枝麻黄各半汤治疗皮肤疾患习惯将麻黄易为荆芥和防风。本患者以咳嗽为主诉，但周身起疹，且遇风则咳，属太阳病无疑，故仿胡希恕经验采用桂枝麻黄各半汤，未料服药后疹退而咳嗽止。患儿与家长非常满意。1 年后其家长诉之后未再起疹，古法疗效确实可见一斑。

（十七）麻黄连翘赤小豆汤

本方见于《伤寒论》第 262 条，曰："伤寒，瘀热在里，身必黄，麻黄连轺赤小豆汤主之。"本方用于治疗表有湿热之发黄，方中有麻黄、生姜，可有太阳证，而连翘、赤小豆、桑白皮清阳明热，因此本方依旧是治太阳阳明合病。从其治疗发黄可以推断该方在治疗皮肤病外证方面有很多机会。太阳阳明合病，咳喘亦不少见，该方中有麻黄、杏仁宣降肺气，有桑白皮、生姜、连翘清热化痰、止咳平喘，笔者用之治疗咳喘，亦多有良效。

病案

王某，女，44 岁。

初诊：2012 年 5 月 16 日。

喷嚏、流涕 10 余年。10 年来喷嚏、流涕时发，秋季明显。近来喷嚏，流涕，鼻痒，鼻灼热，大便时溏，口干喜热饮，汗出，口甜，舌胖暗，苔薄腻，脉细滑。

喷嚏、流涕、鼻痒，属太阳表证。口干、鼻热、便溏、汗出、口甜，属阳明湿热之证。该病属太阳阳明合病，为麻黄连翘赤小豆汤证。处方如下：

炙麻黄 6g，杏仁 10g，炒薏苡仁 15g，炙甘草 6g，连翘 12g，赤小豆 15g，当归 10g，桑白皮 15g，生姜 15g，大枣 10g。

7 剂。

二诊：2012 年 5 月 23 日。

鼻部症状明显减轻，好转一半，既往有膝盖胀，本周缓解，鼻灼热感消失，大便不爽，纳可。舌胖暗，苔薄腻，脉细滑。

一周而症状减半，药证相合，前方再进。

前方炒薏苡仁改为 18g。

14 剂。

三诊：2012 年 6 月 6 日。

喷嚏、流涕止，面部起疹，鼻干，便干，咽中有痰。舌胖暗，苔黄腻，脉细弦。

面部起疹，大便干，属阳明有热。前方加生大黄清热通腑。

前方加生大黄 6g。

7 剂。

按：本患者为过敏性鼻炎患者，临床表现为太阳阳明合病之麻黄连翘赤小豆汤证，投药而涕止。末诊面部起疹，病在表位，可视为太阳证。裴永清教授在《伤寒论五十讲》中认为阳明属面，面部起疹考虑阳明。不论如何，本患者为太阳阳明合病，从效果看麻黄连翘赤小豆汤确应为太阳阳明合病之方。

（十八）小柴胡汤

小柴胡汤是临床最常用的方剂，从六经而言，被视作少阳病的代表方。因少阳位于半表半里，被医家称作枢机，故小柴胡汤通利枢机，可使内邪外散，外邪难袭；因少阳含胆与三焦，故小柴胡汤既可清利肝胆，又能通利三焦。组方中有柴胡、黄芩疏利肝胆，又有半夏、生姜、大枣、人参健脾化痰，切合仲景"见肝之病，知肝传脾，当先实脾"之旨，因此本方应有范围甚广。论述小柴胡汤的条文中提到往来寒热、胸胁苦满、默默不欲饮食、心烦喜呕，后面又提出或然症九个，再加上少阳提纲证口苦、咽干、目眩，所治症状很多。

1. 外感发热

病案 1

何某，女，42 岁。

初诊：2006 年 10 月 22 日。

低热 3 天，受凉后引起，服感冒清热颗粒等无效。就诊时症见低热，体温 38.4℃，胸胁苦满，纳差，咽干，口和，舌淡红，苔白，脉弦细。

发热、咽干、胸胁苦满、脉弦细，少阳证具，处以小柴胡汤。

小柴胡颗粒，1 次 2 袋，4 小时 1 次。

服药 2 次后当晚热退，症状均解。

按：本患者为我的同事，就诊时症见发热，胸胁满闷不舒，咽干，纳差，按少阳证条文看，符合胸胁苦满、默默不欲饮食、咽干，结合发热、脉细弦，断为少阳证，处以小柴胡汤。因本院有中成药小柴胡颗粒，嘱每次服 2 袋，4 小时 1 次，果服药 2 次后热退症解。由本案看，仲景所说"伤寒中风，有柴胡证，但见一证便是，不必悉具"是有道理的。本患者没有口苦，典型的往来寒热表现也不明显，但她的症状表现中胸胁苦满最为典型，记得就诊时她除了说发热外，就是诉胸胁满，不痛，说不清的不舒服，临证时用小柴胡颗粒则迅速症解，证明辨证无误。

病案 2

王某，女，28 岁。

初诊：2012 年 5 月 25 日。

发热半月余，中西药迭进，热退而复升，体温最高时达到 39℃，胸片及血象检查均未见异常，每于午后发热，热前身冷，二便正常，口渴，有汗，舌红，苔薄，脉细而弦。

午后身热，热前身冷，为往来寒热之象。口渴，有汗，为阳明有热。属少阳阳明合病，予小柴胡汤加石膏。处方如下：

柴胡24g，黄芩10g，清半夏15g，生姜15g，大枣10g，炙甘草6g，党参10g，生石膏45g。

3剂，水煎服。嘱每4小时喝1次。如无效三日后复诊。

服药当日热退，后体温一直正常。

按：本患者为我院同事的朋友，周五来病房就诊。该患者往来寒热，此少阳也，口渴属阳明，以法治之，少阳阳明合病，予小柴胡加石膏汤3剂。诉若不见效周一复诊，周一同事发短信诉患者服药未及1剂，热退身安，后未反复，未再服药，已无需复诊，并致谢云云。

2. 咳嗽

病案

鲍某，女，33岁。

初诊：2011年4月27日。

咳嗽20天，自服中成药稍好转。刻下症：晚7点至11点咳剧，晨起亦咳，痰少色白，咽干痒，口渴，大便偏干。舌淡，苔薄白，脉寸关细弦。

定时咳嗽、咽干、脉细弦，属少阳证，治以六味小柴胡汤。处方如下：

柴胡12g，黄芩10g，天花粉12g，炙甘草6g，干姜6g，五味子15g，桔梗10g。

7剂。

二诊：2011年5月9日。

咳嗽明显减轻，咳减大半，无痰，咽干，大便调。舌淡红齿痕，苔薄白，脉寸关细弦。

服上方7剂后咳嗽止。

按：《伤寒论·辨太阳病脉证并治》曰："伤寒五六日中风，往来寒热，胸胁苦满，嘿嘿不欲饮食，心烦喜呕，或胸中烦而不呕，或渴，或腹中痛，或胁下痞硬，或心下悸，小便不利，或不渴，身有微热，或咳者，小柴胡汤主之。"方后注中提到"若渴者，去半夏加人参合前成四两半、栝楼根四两。若咳者，去人参、大枣、生姜，加五味子半升、干姜二两"。此患者咽干痒，定时咳嗽，有似往来寒热，且脉细弦，考虑为少阳咳嗽，遵仲景小柴胡汤治咳嗽之法。因口渴，故小柴胡汤原方去半夏加天花粉（栝楼根），去人参、生姜、大枣，加干姜、五味子。因咽痒，故加桔梗利咽。

3. 口苦

病案

张某，女，63岁。

初诊：2008年11月3日。

口苦2年，曾看西医多次无效。近来口苦，咽干，目眩，恶心，心下温温欲吐，咳嗽，无痰，舌胖淡暗，苔边黄腻中剥，脉弦。既往有哮喘多年，外喷普米克都保。

口苦，咽干，目眩，恶心，心下温温欲吐，少阳证备矣，故径取小柴胡汤。因咳逆，苔中剥，合枳实、白芍下气柔肝；苔腻考虑内有湿热，用龙胆草、车前子利湿清热。处方如下：

柴胡24g，黄芩10g，清半夏10g，生姜10g，大枣10g，炙甘草6g，党参6g，枳实10g，白芍10g，龙胆草6g，车前子10g。

6剂。

二诊：2008年11月10日。

口苦、咽干、目眩、恶心均已缓解，唯有咳嗽，少量白黏痰，遇冷热均咳，口干，喜饮冷，胸闷喜太息，舌胖暗，苔薄白，脉弦。

冷热易咳，似往来寒热，证仍在少阳，故仍以柴胡剂进退。因咳嗽，故遵仲景"干姜、五味子"法。因胸闷喜太息，故合栀子豉汤。处方如下：

柴胡24g，黄芩10g，清半夏10g，炙甘草5g，党参6g，干姜10g，五味子 10g，栀子 10g，淡豆豉 10g。

6 剂。

按： 药证相合，故 6 剂而诸症退，2 年之口苦得解。

4. 默默不欲饮食

病案

芦某，女，75 岁。

初诊：2008 年 2 月 25 日。

不欲饮食 2 周。近 2 周来因受凉后不思饮食，鼻干而堵，舌痛，口中乏味，口渴，体胖，面色萎黄，舌胖淡红，苔薄，脉弦。

感受外邪，不欲饮食、脉弦，属少阳证。鼻干、口渴、舌痛，兼有阳明证。予小柴胡汤去半夏加天花粉、鲜芦根清解阳明。处方如下：

柴胡 10g，黄芩 10g，天花粉 30g，生姜 10g，大枣 10g，甘草 6g，党参 6g，鲜芦根 30g。

5 剂。

二诊：2008 年 3 月 3 日。

症状均解，纳佳，唯余鼻塞。舌脉如前。

药取大效，加薄荷通鼻窍。

前方加薄荷 10g。

3 剂。

按： 本患者无口苦、咽干、目眩之典型少阳见证，但因外感引起默默不欲饮食、脉弦，仍考虑为少阳病。因口渴、舌痛、鼻干，故遵仲景方后注去半夏加天花粉，再予鲜芦根加强清热生津之力。服药后诸症解，纳食明显改善，足证仲景所云"伤寒中风，有柴胡证，但见一证便是，不必悉具"所言非虚。

（十九）大柴胡汤

关于大柴胡汤的条文一共有第 103 条"太阳病，过经十余日，反二三下之，后四五日，柴胡证仍在者，先与小柴胡。呕不止，心下急，郁郁微烦者，为未解也，与大柴胡汤下之则愈"、第 136 条 "伤寒十余日，热结在里，复往来寒热者，与大柴胡汤"、第 165 条 "伤寒发热，汗出不解，心中痞硬，呕吐而下利者，大柴胡汤主之"。从条文看，心下急、热结在里、心下痞硬均为阳明燥实之象，呕不止、往来寒热、呕吐而下利均属少阳证，可见本方为少阳阳明合病之方。临床上凡见少阳阳明合病均可选用此方。

1. 咳嗽

病案

王某，女，45 岁。

初诊：2012 年 9 月 26 日。

干咳 3 月余。初始感冒，后干咳时作，咳时胸闷，自服川贝枇杷露、二陈丸效果不佳。刻下症：干咳无痰，咽干痒，大便干，口干苦，不欲饮食，睡眠可。查双肺未闻及干湿啰音。舌胖暗，苔薄，脉弦。

咽干，口苦，脉弦，少阳证具；口干，便干，阳明证具。属少阳阳明合病之大柴胡汤证。处方如下：

柴胡 12g，黄芩 10g，清半夏 15g，炒枳实 10g，白芍 10g，生姜 15g，大枣 10g，生大黄 10g。

6 剂。

二诊：2012 年 10 月 8 日。

病情明显减轻，症减大半。服药期间大便略溏，日一行，近日复便干，小腹及背凉，口干苦。舌胖暗，苔薄腻，脉细弦。

服药后咳减便通，口仍干苦，大便复干，少阳阳明合病证仍在。小腹及背凉，且舌暗苔腻，则内有痰饮瘀血。予大柴胡汤合桂枝茯苓丸。处方如下：

前方改生大黄为 6g，加桂枝 10g，茯苓 12g，牡丹皮 10g，桃仁 10g。

7 剂，水煎服。

按：大柴胡汤为少阳阳明合病之方，善治少阳阳明合病。此阳明见证当为阳明腑证，即大便不通，故大柴胡汤当为通下之剂。《伤寒论》第 103 条曰："太阳病，过经十余日，反二三下之，后四五日，柴胡证仍在者，先与小柴胡。呕不止，心下急，郁郁微烦者，为未解也，与大柴胡汤下之则愈。"明言大柴胡汤有通下作用。本患者以咳嗽为主诉，但少阳阳明合病证确，咳嗽乃肠腑不通、热邪上犯所致，予大柴胡汤原方，便通而症状大减。

2. 喑哑

病案

达某，女，50 岁。

初诊：2009 年 2 月 23 日。

喑哑 2 个月，由其女带来就诊。初始咽痛，之后喑哑，口苦，大便偏干，眼痒，眼睛红，纳少，胃胀，两胁胀，舌暗淡，苔薄黄，脉弦。

咽痛、喑哑、口苦、眼痒、胁胀、纳少，为少阳证。胃胀、便干，为阳明证。属少阳阳明合病证，予大柴胡汤合升降散。处方如下：

柴胡 24g，黄芩 10g，清半夏 10g，枳实 10g，生姜 10g，大枣 10g，赤芍 10g，白芍 10g，生大黄 8g，蝉蜕 6g，白僵蚕 10g，片姜黄 10g，麦冬 15g。

7 剂。

二诊：2009 年 3 月 2 日。

咽干、喑哑好转，近 2 日咽部发紧，胃胀、胁胀明显好转，大便日一行，咽部异物感，舌胖红，苔薄黄腻少津，脉弦。

诸症均减，大便得通，前次辨证准确。咽部异物感、舌苔薄腻，为内有里饮，属半夏厚朴汤证，故予大柴胡汤合半夏厚朴汤。处方如下：

柴胡 24g，黄芩 10g，清半夏 10g，枳实 10g，生姜 6g，厚朴 10g，赤芍 10g，白芍 10g，生大黄 8g，蝉蜕 6g，夏枯草 15g，麦冬 15g，紫苏叶 10g，茯苓 12g，浙贝母 10g。

6 剂。

3 月 9 日其女来诊诉母亲服药后痊愈。

按：患者喑哑2个月，就诊时见口苦，眼痒，白睛红，胁胀，脉弦。少阳见证是口苦、咽干、目眩，本患者口苦、喑哑、眼痒，与提纲证类似，综合脉证，少阳证明，便干、胃胀，属阳明腑实，此少阳阳明合病之大柴胡汤证。因喑哑明显，故合用杨栗山之升降散取火郁发之之意。二诊症状明显改善，咽部异物感，改以大柴胡汤合半夏厚朴汤，两解少阳阳明，兼化痰降气。

（二十）四逆散

"少阴病，四逆，其人或咳，或悸，或小便不利，或腹中痛，或泄利下重者，四逆散主之。"四逆散方虽在《伤寒论》的少阴病篇中出现，且冠以少阴病之称，但以方测证，本方当为少阳方，胡希恕先生认为该方实为大柴胡汤证不可呕、不可下之时选用。此方临床应用非常广泛，笔者恩师武维屏教授非常喜欢此方，常用此方调畅气血、理气机之升降，与小柴胡汤和解表里、调气机之出入相对应。有些学者据此方方后注所列加减法多为温里补虚之药而认为本方当属少阴，但根据四逆散方药及其临床实践应用，认为该方属少阴未免牵强。笔者认为，本方总体上药性偏凉，当属半表半里阳证即少阳之方，少阳有气郁与化火之别，本方证偏于气郁，火热不似小柴胡汤证重，且从方后注看，本方所对应之少阳证易伴见太阴病，与大柴胡汤所对应之少阳伴见阳明证相对，亦不似柴胡桂枝干姜汤证那般寒热错杂明显。

病案

高某，男，26岁。

初诊：2009年6月4日。

咳嗽1周。1周来咳嗽，无发热，痰少色白质黏，无咽部不利，口中和，四肢易冷，大便溏，日一行，白天易咳，午后明显，舌胖淡，苔薄，脉沉细弦。

四肢易冷（四逆），脉沉细弦，为四逆散证。咳嗽，遵四逆散方后注加干姜、五味子。处方如下：

柴胡 10g，白芍 10g，枳实 10g，炙甘草 6g，干姜 10g，五味子 10g。

7 剂。

二诊：2009 年 6 月 11 日。

服 2 剂咳嗽明显减轻，后因天气变冷复剧，但症状仍较服药前为轻。痰少色白质黏，口中和，大便溏，有时胸闷，舌胖淡，苔薄白，脉细弦。

服药后症减，方证对应。仍有白痰，且有胸闷，为饮阻气滞，合茯苓杏仁甘草汤。

前方干姜改为 15g，加茯苓 12g，杏仁 10g。

7 剂。

服药后症除。

按：四肢冷，脉沉细弦，属为饮停气滞，正合四逆散证，按其方后加减法，咳嗽加干姜、五味子，药证相对而咳嗽大减。胸闷，便溏，考虑微饮内停，"胸痹，胸中气塞，短气，茯苓杏仁甘草汤主之"，故合用茯苓杏仁甘草汤以化饮利气。

（二十一）柴胡桂枝汤

柴胡桂枝汤源于《伤寒论》第 146 条，曰："伤寒六七日，发热，微恶寒，支节烦疼，微呕，心下支结，外证未去者，柴胡桂枝汤主之。"这是典型的太阳少阳合病之方，既然是太阳少阳合病，则外感疾病中此方应用颇多，如感冒发热、外感咳嗽等。外感发热常合并阳明证而形成三阳合病证，而外感咳嗽笔者习惯仿桂枝加厚朴、杏子汤法，用柴胡桂枝汤加厚朴、杏仁。此外，《金匮要略》引《外台》中谓：柴胡桂枝汤治疗心腹卒中痛者。提示此方可以治疗腹痛。

1. 发热

病案

陈某，女，43 岁。

初诊：2012 年 3 月 12 日。

低热 20 余天。20 天前受凉后发热，初始高热，于北京朝阳医院做胸片检查为阴性，诊为上呼吸道感染、咽炎。静脉点滴抗生素，服抗生素及中成药，转为低热，体温是 37.3℃～38.5℃。刻下症：低热，汗出，恶寒，咽干痛，口渴，咳嗽，痰少色白，大便正常，纳少，舌淡红，苔薄腻，脉浮弦细。

恶寒，发热，脉浮，为太阳证。汗出，为太阳表虚之桂枝证。咽干痛，脉细弦，为少阳证。口渴，兼有阳明。予柴胡桂枝汤加石膏，因伴有咳嗽，合厚朴、杏仁，取桂枝加厚朴杏子汤之意。处方如下：

柴胡 24g，黄芩 10g，清半夏 15g，生姜 20g，大枣 10g，炙甘草 6g，党参 10g，桂枝 10g，白芍 10g，厚朴 10g，炒杏仁 10g，生石膏 45g，桔梗 10g。

3 剂。

二诊：2012 年 3 月 14 日。

服药 1 次后热退，咽痛已，咽干，口干，大便二日一行。舌暗红，苔薄黄，脉浮细弦。

服药后热退，仍有咽干、口干，脉象仍浮，太阳少阳合病仍在，仍守前方。处方如下：

柴胡 12g，黄芩 10g，清半夏 15g，大枣 10g，炙甘草 6g，党参 10g，桂枝 10g，白芍 10g，厚朴 10g，炒杏仁 10g，生石膏 45g，生姜 10g。

5 剂。

按：外感发热有三阳合病十分多见，笔者恩师武维屏教授善于从三阳合治治疗外感发热。本患者是典型的三阳合病，予柴胡桂枝汤合石膏。《伤寒论》记载柴胡桂枝汤是取小柴胡汤和桂枝汤各半，但因患者以发热为主诉，首诊柴胡用了 24g，服药 1 剂后热退。二诊柴胡改为 12g，从临证效果看，效果理想。笔者曾以此方治疗成人 Still 病（成人斯蒂尔病）停用激素后反复发热半年余，应用此方后病情得到控制，随访一年余病人未再发热。

2. 咳嗽

病案

路某，女，27岁。

初诊：2013年3月4日。

咳嗽、憋气半年余。去年6月咳嗽、憋气，闻烟味易作，于北京大学第三医院做胸片检查正常，肺功能正常，予顺尔宁、阿斯美、左氧氟沙星缓解。1个月前闻烟味复作，咳嗽、胸闷间断发作，复服前药有效，但停药症状仍作，寻中医治疗。刻下症：时胸闷、咳嗽，闻异味易作，面部起疹，瘙痒，大便时溏，口干苦。月经量少。舌胖淡红，苔薄白，脉细弦。

面部起疹，瘙痒，闻异味咳嗽，亦属外证。口苦，脉细弦，为少阳证。口干，兼见阳明。予柴胡桂枝汤加厚朴、杏仁止咳，加石膏清解阳明。处方如下：

柴胡12g，黄芩10g，清半夏15g，生姜15g，大枣10g，炙甘草6g，党参10g，桂枝10g，白芍10g，厚朴10g，杏仁10g，生石膏30g。7剂，自煎。

二诊：2013年3月13日。

服药当日症状缓解，胸闷缓解，皮疹退，口苦已，大便时溏。舌胖淡红，苔薄白，脉细弦。

前方7剂，自煎。

按： 本患者虽无汗出、恶风的典型太阳表证，但面部皮疹、闻异味作咳，仍属于太阳病。裴永清教授认为阳明主面，皮疹只见于面部，且见口干，兼有阳明。二诊得知服药当日症解，且面部皮疹、口苦、胸闷、咳嗽一直未作，反证辨证准确。

（二十二）柴胡加龙骨牡蛎汤

柴胡加龙骨牡蛎汤源于《伤寒论》，曰："伤寒八九日，下之，胸满烦惊，小便不利，谵语，一身尽重，不可转侧者，柴胡加龙骨牡蛎汤主之。"本方治疗的主症为有精神类疾患、一身尽重、不可转侧，考虑太阳表有湿邪，结合方中有大黄，亦兼阳明。方为柴胡剂，是少阳之方。有学者认为该方是治疗少阳病中精神类方，有一定道理。

病案

唐某，女，78岁。

初诊：2012年5月9日。

咳嗽1个月，痰少色白，下肢沉，身懒，小腿拘挛，足面肿，趾麻，睡眠差，多梦易惊，口干苦，咽痒，便干，小便不利。舌胖淡红，苔薄，脉弦尺沉。

口干苦，咽痒，眠差多梦易惊，为少阳证。身懒，小腿拘挛，趾麻，为太阳表证。口干，便干，为阳明证。属柴胡加龙骨牡蛎汤证，加桔梗利咽。处方如下：

柴胡12g，黄芩10g，清半夏15g，生姜15g，大枣10g，党参10g，炙甘草6g，桂枝10g，生龙骨15g，生牡蛎15g，生大黄5g，茯苓12g，桔梗10g。

7剂。

二诊：2012年5月16日。

咳嗽减轻，仍阵发咳嗽，口苦酸，下肢沉无力，头昏，小腿挛及足肿消，大便仍干，小便不利减，眠多梦，咽痒，口干不欲饮，舌胖淡红，苔薄，脉弦尺沉。

服药后症减，继服前方。加磁石替代铅丹，加枇杷叶降逆止咳。

前方加煅磁石30g，炙枇杷叶12g，生大黄改为8g。

7剂。

咳愈，睡眠改善。

按：本方本是治疗精神疾患为主者，而本患者以咳嗽就诊，但确有多梦易惊之症状。下肢沉、身懒、小腿拘挛，与原文一身尽重类似。有小便不利、多梦易惊，与原文胸满烦惊类似。这些与柴胡加龙骨牡蛎汤证切合。投方果效。

（二十三）泽漆汤

本方出自《金匮要略·肺痿肺痈咳嗽上气病脉证治第七》，曰："咳而脉浮者，厚朴麻黄汤主之，脉沉者，泽漆汤主之。"本方证的症状原文论述甚少，仅脉沉一项。从方药组成看，泽漆汤实际上是小柴胡汤的变方。小柴胡汤去柴胡、大枣，加桂枝、泽漆、白前、紫参。既然是小柴胡汤的变方，则其病机仍不离少阳，笔者认为本方为太阳少阳合病之方，为少阳郁热兼有水气。

病案

何某，男，34岁。

初诊：2013年7月10日。

间断咳嗽半年。半年来间断咳嗽，于北京安贞医院、北京协和医院就诊。于北京协和医院CT：右肺中野背前肋间微小结节影，肺功能激发试验（＋）。予顺尔宁、舒利迭，喉中哮鸣音明显减轻，但仍咳嗽，咳吐白痰，量少，质黏，遇热喷嚏，流涕，咽干，偶口苦，二便正常。舌胖暗，苔薄白，脉沉滑。

口苦、咽干，为少阳证。咳嗽、咳痰，为内有痰湿。流涕、喷嚏，兼太阳外证。咳而脉沉，为泽漆汤证。加柴胡取小柴胡汤之意，痰黏兼阳明，加石膏清热解凝、辛夷宣通鼻窍。处方如下：

猫眼草10g，紫菀10g，生姜15g，白前10g，桂枝10g，黄芩10g，党参10g，生甘草10g，清半夏15g，柴胡12g，生石膏30g，辛夷6g。

7剂。

二诊：2013年7月17日。

服前药咳几愈，痰黄色絮状，量少。刻下症：口干苦，大便正常，纳佳，舌胖暗，苔薄黄，脉细弦。

服药后大效，方证颇合，前方续服。

前方7剂。

三诊：2013 年 7 月 24 日。

偶干咳，咽中不利，痰量减少，口苦减，大便黏，鼻塞缓解。舌胖暗，苔薄白，脉细滑。

病情稳定，少阳证减。咽喉不利，去柴胡加桔梗利咽。

前方去柴胡加桔梗 10g。

7 剂。

四诊：2013 年 7 月 31 日。

顺尔宁减量为隔日一次，无咳嗽，口苦，偶喷嚏、流涕，大便正常。舌胖暗，苔薄，脉细滑。

口苦复重，再合柴胡汤。脉已细滑，加当归养血。处方如下：

猫眼草 10g，紫菀 10g，生姜 15g，白前 10g，桂枝 10g，黄芩 10g，党参 10g，生甘草 10g，清半夏 15g，柴胡 12g，生石膏 30g，辛夷 6g，当归 10g。

7 剂。

五诊：2013 年 8 月 7 日。

基本不咳，无痰，咽中不利，有痰难出，口干苦，大便正常。舌胖暗，苔薄，脉弦滑。

口干苦，脉弦，为少阳证。咽喉不利，有痰难出，为半夏厚朴汤证。改为柴朴汤方。处方如下：

柴胡 12g，黄芩 10g，清半夏 15g，炙甘草 6g，生姜 15g，大枣 10g，党参 10g，厚朴 10g，紫苏子 10g，茯苓 12g，生石膏 30g，桔梗 10g。

7 剂。

按：历代医家对泽漆汤争议较多，且临床验案相对较少。笔者参考既往文献，临床尝试应用泽漆汤，觉该方治疗咳嗽确实有效，如辨证准确，可起速效。笔者体会，临床上此方证患者必具少阳证，太阳证可有也可不明显，脉沉亦为必具。笔者体会如辨证准确，咳嗽患者尤其是咳嗽症剧者，一周即可使其症状十去六七。但较为困惑的是症状已减少大半之后，如何收功是一难点。笔者曾遇多位患者再进泽漆汤而症状不再变化。仅有两位患者以泽漆汤使病获愈。至于方中药物，泽漆为主药，其剂量医家多主张量大，本人最大应用剂量为 30g，本患者用 10g 也十分有效。紫参有医家认为是石见穿，有医家认为是紫菀，笔者临床多用紫菀，自觉有效。

（二十四）栀子甘草豉汤

《伤寒论》第 76 条曰："发汗后，水药不得入口为逆，若更发汗，必吐下不止。发汗、吐、下后，虚烦不得眠，若剧者，必反复颠倒，心中懊忱，栀子豉汤主之；若少气者，栀子甘草豉汤主之；若呕者，栀子生姜豉汤主之。"栀子豉汤是治疗胸膈烦热之方，后世认为该方治疗郁热在里，有火郁发之之意，确有道理。笔者体会，该方作用部位为胸部，必有胸闷、胸痛之症，瓜蒌薤白剂方证也有胸闷、胸痛之症，但瓜蒌薤白剂方证寸脉当沉，有痰饮之象，而栀子豉汤证脉多弦滑，有实热之证。

病案

朱某，女，40 岁。

初诊：2009 年 2 月 26 日。

急躁易怒 1 周，说话多时胸部憋闷，无痰，乏力，大便可，舌胖红，苔薄黄，脉弦。

烦躁易怒，胸部憋闷，舌红，苔黄，脉弦，为阳明实热之栀子豉汤证。乏力，为栀子甘草豉汤证。再合太子参。处方如下：

栀子 10g，淡豆豉 10g，炙甘草 10g，太子参 15g。

5 剂。

服药 3 剂后电话告知症解，嘱停余药。

按：本患者烦躁易怒，胸部憋闷，与栀子豉汤证之烦热、胸中窒颇为类似，结合舌红、苔黄、脉弦，知为阳明实热之栀子豉汤证。但面色萎黄、乏力，与少气相类，合甘草、太子参扶正。邪在上焦，纯属热邪，故 3 剂而愈。

（二十五）栀子厚朴汤

《伤寒论》第 79 条曰："伤寒下后，心烦腹满，卧起不安者，栀子厚朴汤主之。"本方为阳明病方。方药组成与小承气汤只一味之别，小承气汤中有枳实、厚朴、大黄，栀子厚朴汤为枳实、厚朴、栀子，二方仅栀子和大黄的区别，二者都为清热之阳明之药，大黄侧重阳明腑实，偏于下，而栀子侧重胸中烦热，偏于上。

病案

闫某，女，75 岁。

初诊：2013 年 7 月 24 日。

烦躁失眠 1 周。一周来烦躁不安，失眠，晚间腹胀满，不能平卧，大便正常，口干，舌胖淡红，苔薄，脉细滑。

心烦腹满，不能平卧，失眠，正合"伤寒下后，心烦腹满，卧起不安者，栀子厚朴汤主之"，舌胖考虑太阴里虚，此太阴阳明合病，予栀子厚朴汤合厚朴生姜半夏甘草人参汤。处方如下：

栀子 10g，厚朴 10g，枳实 10g，生姜 15g，清半夏 15g，炙甘草 6g，党参 6g。

服药 3 剂后症解，腹满除，睡眠安。

按：本患者为肺部肿瘤患者，既往时有腹胀，食欲不振，服柴朴汤等症解。此次烦躁失眠，腹胀满，与栀子厚朴汤证颇合，但虑及其平时脾胃虚弱，考虑此虚中夹实，故合用厚朴生姜半夏甘草人参汤。

（二十六）麦门冬汤

麦门冬汤出自《金匮要略》，原文曰："火逆上气，咽喉不利，止逆下气者，麦门冬汤主之。"学者历来将此方用于肺胃阴伤之咳喘呕逆，笔者临床应用此方治疗咳喘确实疗效卓著。本方证病在阳明，虚热上攻，气机上逆。患者少苔、舌红、脉细而寸关脉偏躁扰不宁，确有部分患者咽痒、咽喉不适。应用本方时要注意麦冬用量宜大，《长沙方歌括》中说"火逆原来气上冲，一升半夏七升冬"，麦冬与半夏的比例是7比1。麦冬与半夏都可降逆，半夏化痰饮而降逆，麦冬清热生津而降逆，两药配伍，痰化热清，气逆得降。麦冬量大，显示本证仍以虚热为主。笔者常用40g以上的麦冬，粳米常用山药代替。另外，治疗咳喘时常常合用泻白散加强清热降逆之功，症状缓解后可用百合固金丸等滋阴培本，以防再发。

病案

文某，女，34岁。

初诊：2008年9月25日。

喘息1个月。8月底喘息、胸闷，于北郊医院检查怀疑是哮喘，予茶碱、强的松（泼尼松，下同）口服好转。现仍感胸闷、气短、喘息，干咳无痰，口咽干，便干，纳可。双肺阴性，舌嫩红，少苔，脉细数。

干咳无痰，口咽干，便干，舌红，少苔，脉细数，为阳明证，证属虚热，予麦门冬汤合泻白散清热降逆。处方如下：

麦冬40g，太子参30g，大枣10g，炙甘草5g，山药30g，牛蒡子10g，炙枇杷叶10g，清半夏10g，桑叶10g，桑白皮10g，地骨皮10g，广地龙12g。

7剂。

二诊：2008年10月6日。

喘息缓解，咳嗽明显减轻，偶气短，便可，纳可，睡眠不实，舌红，少苔，脉细弦。

咳喘大减，睡眠不实，脉细且弦，虑兼少阳郁热。前方去地龙加黄芩、牡丹皮清解少阳，合生龙骨、生牡蛎安神定志。

前方去地龙，加黄芩10g，牡丹皮10g，生龙骨15g，生牡蛎15g。

7剂。

三诊：2008年10月13日。

诸症缓解，舌脉如前。

前方再进 7 剂。

四诊：2008 年 10 月 20 日。

无明显不适，舌红亦减轻，脉细滑。

予百合固金口服液善后。

按：咽喉不利，可表现为多种，咽干亦可属于咽喉不利之一。此火逆上气，表明其因有热，此热当为虚热，上气以咳喘为多，在《金匮要略》中有"肺痿肺痈咳嗽上气病脉证治第七"篇，此上气即指咳喘。若呃逆嗳气见虚热证，也可考虑用麦门冬汤。本例患者喘息、咳嗽，且胸闷、气短，西医诊断为支气管哮喘，但证属麦门冬汤证。文献中也有不少学者应用麦门冬汤治疗咳嗽变异性哮喘的报道。

（二十七）苇茎汤

千金苇茎汤出自《备急千金要方》，原方治肺痈。咳吐腥臭黄痰脓血，胸中肌肤甲错，隐隐作痛，咳时尤甚，口干咽燥，舌红，苔黄，脉滑数。该方适合治疗阳明里热、痰热之证。笔者常合桔梗、鱼腥草加强清热化痰之力。

病案

黄某，女，77 岁。

初诊：2012 年 6 月 25 日。

咳嗽 1 个月。1 个月来咳嗽，于北京朝阳医院做胸片检查正常，曾服利复星、顺尔宁、舒利迭、中药，治疗效果不理想。刻下症：咳嗽，痰黄痰黏，眠差，尿频，大便偏干，口干。舌暗红，苔薄黄腻，脉弦滑。

口干，咳嗽，痰黄黏，大便干，脉弦滑，为阳明证。苇茎汤加桔梗、鱼腥草、赤豆当归散排脓，加杏仁止咳。处方如下：

干芦根 30g，桃仁 10g，炒薏苡仁 18g，冬瓜子 10g，桔梗 10g，鱼腥草 30g，杏仁 10g，赤小豆 15g，当归 10g。

7 剂。

二诊：2012 年 7 月 2 日。

咳减大半，痰量减半，仍汗出，大便略干。舌暗红，苔薄黄，脉弦滑。

痰热大减，大便仍干，加瓜蒌化痰润肠。

前方冬瓜子改为 15g，加瓜蒌 30g。

7 剂。

按：苇茎汤善于清热化痰，芦根清热，瓜蒌通腑，桃仁入血，薏苡仁排脓，适合治疗肺痈，凡痰热之证，皆可选用。

（二十八）大黄黄连泻心汤

《伤寒论》原文曰："心下痞，按之濡，其脉关上浮者，大黄黄连泻心汤主之。"本方适用于胃热炽盛之心下痞者，药味简单。注意本方原文用麻沸汤渍之，师其原意当用开水泡服为佳。

病案

陆某，女，78 岁。

初诊：2009 年 10 月 26 日。

牙龈肿痛 1 周。一周来牙龈肿痛，头昏，大便难，心下痞满，口苦而干，舌红，苔薄黄，脉两关浮。

牙龈肿痛，常责胃火。大便难，口苦而干，两关浮，为阳明热证。处方如下：

生大黄 10g，黄连 6g，黄芩 10g。

3 剂，热开水泡服。

二诊：2009 年 10 月 29 日。

牙龈肿痛已愈，大便通，心下痞已。

嘱清淡饮食，停药。

按：本患者既往曾因乏力、头晕就诊。此次就诊牙龈肿痛，便难，心下痞满，脉两关浮大，当时考虑为阳明里热证。笔者马上想到《伤寒论》原文"心下痞，按之濡，其脉关上浮者，大黄黄连泻心汤主之"，正与本患者所见证相同，随按原方、原法开水泡服，果真病解。

（二十九）黄连阿胶汤

黄连阿胶汤出自《伤寒论》第303条，曰："少阴病，得之二三日以上，心中烦，不得卧，黄连阿胶汤主之。"柯琴论黄连阿胶汤曰："此少阴病之泻心汤也，凡泻心必藉连芩，而导引有阴阳之别，病在三阳，胃中不和而心下痞硬者，虚则加参甘补之，实则加大黄下之，病在少阴而心中烦不得卧者，既不得用参甘以助阳，亦不得用大黄以伤胃矣，用芩连以直折心火，用阿胶以补肾阴，鸡子黄佐芩连，于泻心中补心血，芍药佐阿胶，于补阴中敛阴气，斯则心肾交合，水升火降，是以扶阴泻阳之方，变而为滋阴和阳之剂也。"笔者认为，泻心汤中大黄、黄连、黄芩，治在阳明；本方黄连、黄芩、阿胶、白芍、鸡子黄，亦治在阳明，不过一实一虚耳。

病案

张某，女，53岁。

初诊：2013年3月20日。

夜眠差，入睡困难2年余，一直服用佐匹克隆。口苦，口干，遇冷咳，胸闷，大便偏干。舌暗红绛，苔薄有裂，脉细弦。

口苦，口干，大便偏干，为阳明里热。舌红绛有裂，脉细，为津血不足、虚热上扰，属黄连阿胶汤证。处方如下：

黄连10g，阿胶（烊化）10g，黄芩6g，白芍10g，鸡子黄1枚。

7剂，冲服。

二诊：2013年3月27日。

服中药后未服佐匹克隆，睡眠安。近两日停暖气后受凉，觉气道不适，咽痛，大便正常，口苦。舌脉如前。

前方改黄连为12g。

按："四两黄连三两胶，二枚鸡子取黄敖。一芩二芍心烦治，更治难眠睫不交"，《长沙方歌括》中点明该方善治失眠。本患者因咳嗽就诊于余，服清燥救肺汤后咳嗽症解，后求治失眠。印象最深刻者是患者舌红绛多裂纹、脉细，显然是津血不足、虚热内扰，想到陈修园关于黄连阿胶汤的方歌，正与此合，书方取效颇速。

（三十）酸枣仁汤

《金匮要略·血痹虚劳病脉证并治第六》云："虚劳虚烦不得眠，酸枣仁汤主之。"此方治疗虚烦不得眠，与栀子豉汤证之虚烦不同，酸枣仁汤主虚，而栀子豉汤主实。

病案

陈某，女，56岁。

初诊：2009年3月2日。

入睡困难3个月，伴有心烦，左侧耳鸣，大小便调，舌胖，少苔，根薄白苔，脉弦细。

少苔、脉弦细为津血不足之象。耳鸣、心烦失眠乃虚热上攻。因虚烦而不寐，属酸枣仁汤证。合灵磁石重镇安神。处方如下：

炒酸枣仁12g，川芎10g，知母10g，炙甘草6g，茯苓12g，灵磁石（先下）30g，焦神曲10g。

7剂。

二诊：2009年3月9日。

服药3天后可睡5小时，耳鸣减轻，时发时止，右侧牙痛，舌脉如前。

服药3剂而显效。右侧牙痛，为阳明内热，故合玉女煎补津血、清阳明。

前方去川芎，加熟地黄10g，生石膏30g，牛膝12g。

7剂。

按：酸枣仁汤方中酸枣仁原方用到二升，用量宜大，笔者临床上一般用12g或15g，效果亦可，个别患者应用30g。至于后世学者争论是生用还是熟用，如《本草纲目》提到"酸枣仁，甘而润，故熟用疗胆虚不得眠，烦渴虚汗之证；生用疗胆热好眠。皆足厥阴、少阳药也"，可供参考。笔者临证皆用炒酸枣仁，对生酸枣仁是安眠还是治疗多眠，缺乏经验，临床可再多验证。

（三十一）三物黄芩汤

该方出自《金匮要略》，原文说："治妇人在草蓐，自发露得风，四肢苦烦热，头痛者，与小柴胡汤，头不痛但烦者，此汤主之。"方由三味药组成：黄芩一两，生地黄四两，苦参二两。从条文和药物组成上可以看出，该方具有清热凉血、解毒燥湿、滋阴养血之功效。笔者体会，四肢苦烦热为其方证之要点，结合舌脉见阴虚证，可投此方。

病案

王某，男，72 岁。

初诊：2012 年 9 月 24 日。

咳嗽 8 个月。8 个月来咳嗽，平卧时偶有痰鸣，曾于人民医院做检查，肺功能示支气管激发阳性，予信必可吸入，患者未吸。刻下症：咳嗽，晚间喉中痰鸣，痰白黏量少，鼻不知味，四肢烦热，大便偏干。舌暗红，前少苔，根部苔黄腻，脉细弦。查双肺未闻及干湿啰音。

舌红，前少苔，脉细弦，四肢烦热，为阴虚之象，故三物黄芩汤合泻白散治之。处方如下：

桑叶 10g，桑白皮 10g，地骨皮 10g，当归 10g，浙贝母 10g，苦参6g，生地黄 12g，黄芩 10g，怀山药 15g，炙甘草 6g。

7 剂。

二诊：2012 年 10 月 8 日。

咳嗽、咳痰好转大半，喉中痰鸣稍减，食不知味，四肢热，大便正常，小便可。舌暗红，前少苔后薄黄腻，脉细弦。

服药 7 剂而病情大为好转，药与证合。原方再进，加葶苈子降逆泻肺。

前方加葶苈子 15g。

服药 10 剂后咳嗽几愈，喉中痰鸣已。

按：笔者体会，临床上单纯的三物黄芩汤证相对少见，但阴血不足、虚热内扰可以出现各种见证，临床以咳嗽表现者不在少数，当然也可出现失眠、皮疹等。该方辨证要症为四肢烦热，因黄芩、苦参可清热燥湿，故除阴虚外，可以见到痰热及湿热见证，舌苔亦可剥脱及薄黄腻。本案患者舌前部少苔，而根部黄腻，即阴虚夹痰热之象。

（三十二）甘麦大枣汤

《金匮要略》曰："妇人脏躁，喜悲伤，欲哭，象如神灵所作，数欠伸，甘麦大枣汤主之。"此方为阳明方，清代莫枚士谓此方为清心方之祖，不独脏躁宜之，凡盗汗、自汗皆可用。本方为后世甘缓法之宗，清代王旭高在《西溪书屋夜话录》中总结缓肝法，代表方即为此方加味。河北刘保和教授认为甘麦大枣汤的主症为紧张感，临证可作参考。

病案

冉某，女，58 岁。

初诊：2013 年 5 月 13 日。

胃痛半个月。既往有支气管哮喘病史 3 年，平素喉中痰鸣，于航天医院、北京天坛医院就诊，平时吸入舒利迭。半个月来胃痛，腹泻，外院查大便（-），考虑为慢性胃炎，予抗生素、法莫替丁效果不理想。刻下症：时胃痛，欲腹泻，便溏，便后痛减，紧张焦虑，咽痒，舌淡红，苔薄黄，脉细弦。

胃痛，腹泻，便溏，为太阴之白术芍药散证。紧张焦虑，咽痒，为阳明之甘麦大枣汤证。两方合方。处方如下：

陈皮 10g，炒白术 10g，防风 10g，炙甘草 10g，浮小麦 20g，大枣 15g，白芍 10g。

7 剂。

二诊：2013 年 5 月 20 日。

服药 1 剂胃痛止，后一直未痛，大便正常，成形，日一行，咽痒已，喝水时哽噎，晨起手胀，小便量少，舌淡红，苔薄黄，脉细弦左细滑。

服药后大效。手胀，尿少，则内有水饮，加茯苓利水。

前方加茯苓 12g。

7 剂。

按： 本患者为笔者朋友介绍，就诊时病人言语不休、紧张焦虑，即想到刘保和教授谓甘麦大枣汤的主症即为紧张感。再问其症，痛泻，泻后痛减，合乎刘草窗之白术芍药散证。两方相合，一剂痛止。以此案看，本例患者无《金匮要略》中描述之喜悲伤欲哭、数欠伸等症，但患者紧张焦虑，凭此投甘麦大枣汤获效，看来以紧张感选择甘麦大枣汤有一定道理。当然，本方还合用白术芍药散，该方药味简单，疗效可靠，颇有经方风范，两方合用，有芍药甘草汤，增强了缓急之功。

（三十三）桃核承气汤

桃核承气汤出自《伤寒论》，原文为"太阳病不解，热结膀胱，其人如狂，血自下，下者愈。其外不解者，尚未可攻，当先解其外。外解已，但少腹急结者，乃可攻之，宜桃核承气汤"。从原文看，本方治疗下焦瘀血、出现精神异常者，以方测证，笔者以为本方当为太阳阳明合病之瘀血方。

病案

王增奎，男，74 岁。

初诊：2013 年 7 月 8 日。

下肢痒痛 3 年余，既往有支气管扩张病史，1985 年曾咯血，去年 7 月曾患肺炎，后一直就诊于北大医院，查肺功能有阻塞改变。予思力华、阿奇霉素、易维适，寻中药调理。症见：双下肢遇风起疹，痛痒，活动后气喘，喉中痰鸣，咳嗽，痰少色白质黏，口干，服药后大便难，加服芦荟胶囊后便通，小便正常，眠可，舌暗红，苔薄黄腻，脉细滑。

痰黏口干，大便难，苔黄腻，为阳明湿热之苇茎汤证。遇风下肢起疹，为太阳病。舌暗，为瘀血证。属太阳阳明合病，予苇茎汤合桃核承气汤。处方如下：

芦根 30g，桃仁 10g，炒薏苡仁 18g，冬瓜子 10g，桔梗 10g，败酱草 30g，桂枝 10g，炙甘草 6g，芒硝 6g，生大黄 10g。

7 剂。

二诊：2013 年 7 月 29 日。

原方抄方一次。气喘及喉中痰鸣已，咳嗽减，大便能通，近半个月下肢未起风疹，痰量减少一半，舌胖暗红，苔薄黄腻，脉细滑。

皮疹及痰喘均退，反证辨证正确。原方续服，冬瓜子加量加强化痰通腑之力。

7 月 8 日方改冬瓜子为 15g。

14 剂。

三诊：2013 年 8 月 12 日。

病情稳定，偶咳，痰少色白，下肢一直未起皮疹，无痒痛，大便通，舌胖暗红，苔薄黄，脉细滑。

前方 14 剂。

按： 本患者因有支气管扩张而求治于余。就诊时除咳嗽、咳痰外，询之下肢痒痛已 3 年，遇风起疹，颇为痛苦，且大便难，平素要靠通便药通便，正合太阳阳明合病。而苔腻，舌暗红，为湿热瘀血之象。予桃核承气汤合苇茎汤，药进而病退。桃核承气汤治疗皮肤外证，亦为良方。

（三十四）薏苡附子败酱散

薏苡附子败酱散出自《金匮要略》，原文为"肠痈之为病，其身甲错，腹皮急，按之濡，如肿状，腹无积聚，身无热，脉数，此为肠内有痈脓，薏苡附子败酱散主之"。薏苡附子败酱散是治疗痈脓之方。该方中薏苡仁、败酱草清热解毒排脓，附子强壮温中，助脓排出。痈疡日久，既有热毒，又有里虚，该方最宜。

病案

季某，女，21岁。

初诊：2012年9月12日。

咳嗽1年。1年前患肺炎后一直咳嗽，咳痰，痰黄白相间质黏，大便日一行，成形，月经量少。舌淡红，苔薄腻，脉细弦尺沉。

痰黄白相间，质黏，为阳明有热。月经量少，苔腻，脉细弦，为血虚水盛，太阴里虚。属太阴阳明合病，予苇茎汤合当归芍药散。处方如下：

芦根15g，炒薏苡仁18g，冬瓜子10g，桃仁10g，黛蛤散10g，桔梗10g，鱼腥草30g，当归10g，川芎6g，茯苓12g，泽泻12g，生白术18g，白芍10g，蒲公英15g。

10剂。

二诊：2012年9月24日。

痰白，昨日外感，近日痰黄，黏稠，流涕，大便日一行，成形，咽干，舌红，苔薄黄，脉细弦尺沉。

感受外邪，流涕，为太阳证。痰黄，黏稠，为阳明里热。咽干，为少阳证。三阳合病，予麻杏石甘汤合小柴胡汤，加桔梗、鱼腥草、浙贝母化痰排脓。处方如下：

炙麻黄6g，杏仁10g，生石膏30g，炙甘草6g，柴胡12g，黄芩10g，清半夏15g，桔梗10g，鱼腥草30g，浙贝母10g。

10剂。

三诊：2012年10月22日。

自行又抓药10剂，病情无变化。痰多绿色黏稠，纳可，大便可，舌淡红，苔薄黄，脉细弦尺沉。

病仍在阳明、太阴，予9月12日方10剂。

四诊：2012年10月31日。

午后不咳，上午及晚间咳，痰黄，恶寒，舌暗红，苔薄黄，脉细弦尺沉。

仍有黄痰，阳明证在。恶寒，为太阴里虚。去鱼腥草，改为败酱草，加炮附片合薏苡仁而成薏苡附子败酱散，强壮太阴，清解阳明。

9月12日方去鱼腥草，加败酱草30g，炮附片（先煎）5g。

7剂。

五诊：2012年11月14日。

痰转白，质黏，量少，每日咳嗽4次以下，大便正常。舌暗红，苔薄黄，脉细滑无力。

症状改善，证明以附片温补有效，前方再进。

10月31日方。

14剂。

六诊：2012年12月12日。

症状明显改善，偶咳，痰少色白，大便有时偏干。舌暗红，苔薄，脉细弦。

症状明显改善，说明前方辨证正确。大便偏干，改蒲公英为连翘加强清热解毒之力。

11月14日方去蒲公英，加连翘15g。

14剂。

按：本患者为年轻女性，但咳痰日久，且多黄绿，有类肺痈，取苇茎汤清热化痰排脓。且最初已考虑太阴里虚，合入当归芍药散，但虽效不显。后参合尺脉沉弱、平素恶寒，想到薏苡附子败酱散，附子有强壮温里、助正排脓之功，合入该方后果然效果明显。

（三十五）小陷胸汤

小陷胸汤出自《伤寒论》，曰："小结胸病，正在心下，按之则痛，脉浮滑者，小陷胸汤主之。"小陷胸汤其作用部位在胃脘部，病因为痰热，所以徐大椿称此方下黄涎。痰在胃脘，当有去处，故方中瓜蒌以全瓜蒌为佳，既可化痰，又可滑肠，使痰有出路。

病案

闫某，男，33 岁。

初诊：2011 年 2 月 8 日。

咳嗽 10 年，加重 1 个月。10 年来咳嗽反复发作，无明显季节性，自服抗生素、茶碱等。1 个月来咳嗽明显，现咳嗽，气道痒，发作时心下痞闷，不欲饮食，大便正常，口干喜热饮，舌胖淡，苔白厚腻，脉细滑。

咳嗽时发，默默不欲饮食，为少阳证；苔腻，脉滑，为痰饮之象；心下痞闷，为阳明证之小陷胸汤证。属少阳阳明合病，处以柴胡陷胸汤。处方如下：

柴胡 12g，黄芩 10g，清半夏 15g，生姜 15g，大枣 10g，炙甘草 6g，党参 10g，全瓜蒌 20g，黄连 6g，焦神曲 10g。

7 剂。

二诊：2011 年 2 月 15 日。

咳嗽止，偶尔有痰，气道痒缓解，苔仍厚，前方再进一周。

按：小陷胸汤作用在心下，而小柴胡汤作用在胸胁，二者作用部位紧邻，因此临床上会有不少机会让二者合用。后世有柴胡陷胸汤之专方。

（三十六）葛根黄芩黄连汤

《伤寒论》第 35 条说："太阳病，桂枝证，医反下之，利遂不止，脉促者，表未解也，喘而汗出者，葛根黄芩黄连汤主之。"本方从其临床表现结合方药来看，当属阳明湿热之方。以大便溏泻为主要表现，此大便多臭秽，或肛门灼热，舌苔多黄腻，原文喘而汗出，临床可见喘息，也可见咳嗽。

病案

郝某，女，37 岁。

初诊：2013 年 8 月 22 日。

咳嗽 1 个月。7 月 26 日始咳嗽，于清华大学校医院、北京西苑医院胸片检查未见明显异常，诊为咽炎、支气管炎。服西药抗生素、中成药，效不佳。刻下症：咳嗽，咳引左胁痛，痰少色白质稀，晚间为剧，口苦，咽中不利。大便溏，次频，大便臭秽。舌胖红，苔薄黄腻，脉细弦。

口苦，咽中不利，左胁痛，为少阳证。便溏、次频、臭秽，舌苔腻，为阳明湿热证。予葛根黄芩黄连汤合小柴胡汤，加桔梗、杏仁宣肺利咽止咳。处方如下：

葛根 15g，黄芩 10g，黄连 6g，炙甘草 6g，柴胡 12g，清半夏 15g，桔梗 10g，杏仁 10g。

7 剂。

二诊：2013 年 8 月 29 日。

病情明显改善，近 2～3 天每日咳一次，病几愈，痰白稀，量少，大便成形，咽无不适，纳食正常。舌胖尖红，苔薄黄，脉细弦。

前方 7 剂。

按：本患者少阳柴胡汤证明显。患者大便虽溏，但其味臭秽，且舌苔黄腻、脉细弦，非太阴下利。葛根黄芩黄连汤条文说："脉促者，表未解也，喘而汗出者，葛根黄芩黄连汤主之。"本患者虽无脉促，但其脉不静，结合大便臭秽及舌苔、无喘而有咳，断为阳明湿热之葛根黄芩黄连汤证。故投之大便成形且咳嗽亦止。

（三十七）麻子仁丸

《伤寒论》第 247 条有言："趺阳脉浮而涩，浮则胃气强，涩则小便数，浮涩相搏，大便则硬，其脾为约，麻子仁丸主之。"本方历来被视作胃强脾弱之方，胃强则津液伤，脾弱则津不布，因此小便数而大便难。从六经言，本方为阳明用方，方中枳实、厚朴、大黄与小承气汤中药物相同，合麻子仁、杏仁、白芍均有润下之用。本方有润有泻，治疗胃热津伤、肠道津亏之便秘效果良好。当今之麻仁滋脾丸及麻仁软胶囊基本均由本方所制。

病案

陈某，男，52岁。

初诊：2012年5月8日。

大便秘结3年余。患者长年上夜班，大便秘结，常服牛黄解毒片、果导片、三黄片等。就诊时大便秘结，三日一行，腹胀，少腹明显，四肢冷，面色青黄，口干，小便正常，纳可，舌胖淡红，苔薄腻，脉细弦。

大便秘结，口干，为阳明证之麻子仁丸证。少腹胀，四肢冷，可合用四逆散。处方如下：

麻子仁15g，枳实10g，厚朴10g，生大黄6g，杏仁10g，白芍10g，柴胡10g，炙甘草10g，天花粉12g。

7剂。

二诊：2012年5月15日。

服药后大便较前通畅，二日一行，腹胀缓解，仍口干，舌脉如前。

前方继服。

按：本患者大便秘结，但热象不著，且病程较久，服麻子仁丸症状缓解。此患者后来经治2个月，中间曾去大黄，改以桃仁、生白术等大便复结，后再改回大黄，大便再次得通，且患者腹胀亦解。但因有大黄久用易造成结肠黑变，故对此患如何善后略感棘手。不少老年患者长期服用麻仁软胶囊，大黄所致结肠黑变问题也值得注意。

（三十八）大黄䗪虫丸

大黄䗪虫丸出自《金匮要略·血痹虚劳病脉证并治第六》，曰："五劳虚极羸瘦，腹满不能饮食，食伤、忧伤、饮伤、房室伤、饥伤、劳伤、经络荣卫气伤，内有干血，肌肤甲错，两目黯黑，缓中补虚，大黄䗪虫丸主之。"本方以虫类药物为主，能破血逐瘀，开创了搜剔络脉之法门。尤在泾评价该方"润以濡其干，虫以动其瘀，通以祛其闭"，方中大黄与地黄用量最大，笔者以为该方当为阳明之方。

病案

徐某，男，68 岁。

初诊：2006 年 6 月 12 日。

咳嗽 2 年。2005 年因咳嗽就诊于外院，诊断为"肺纤维化，IPF（特发性肺纤维化）可能性大"，曾予口服强的松效果不佳。就诊时见咳嗽，痰白、量不多，面色黧黑，皮肤粗糙，上三楼则因喘息需要休息，纳差，舌暗红，苔薄黄腻，脉滑。高分辨率 CT 示：双肺蜂窝样改变。西医诊断：肺纤维化。

面色黧黑，皮肤粗糙，舌质暗红，为内有瘀血，处以大黄䗪虫丸。咳嗽痰白，活动后喘息，为太阴里虚，痰饮内阻，予金水六君煎合四君子汤补虚化痰。处方如下：

当归 10g，生地黄 10g，熟地黄 10g，茯苓 10g，陈皮 10g，清半夏 10g，党参 10g，炒白术 10g，薏苡仁 15g，浙贝母 10g，苦参 5g，厚朴 6g，瓜蒌皮 15g。

7 剂，每日 1 剂，水煎服。

另服大黄䗪虫丸 1 丸，每日 1 次。强的松继续予原量 10mg/d。此后中药一直守上述方案服药。

二诊：2007 年 9 月 27 日。

患者面色红润，偶咳，可上四楼休息，已停用激素，继以金水六君煎合大黄䗪虫丸善后。

按： 本患者面色黧黑，皮肤粗糙，结合舌象为内有瘀血，想到与"肌肤甲错，两目黯黑"非常相似，故予大黄䗪虫丸。近年来，肺纤维化的病机多数学者认为病在肺络，肺络瘀阻，普通草木类活血药物力不能达。叶天士总结通络之辛润通络、虫类搜剔法，虫类药物活血通络出自张仲景之鳖甲煎丸、大黄䗪虫丸、下瘀血汤等。仲景在论述大黄䗪虫丸时提到"干血"一词，笔者认为此肺纤维化病机相类，故选择了大黄䗪虫丸。另外，患者年高体弱，太阴里虚，内有痰饮，血虚水盛，故择张景岳之金水六君煎合方。

（三十九）大黄附子汤

《金匮要略·腹满寒疝宿食病脉证第十》曰："胁下偏痛，发热，其脉紧弦，此寒也，以温药下之，宜大黄附子汤。"原方附子三枚，细辛二两，大黄三两，以热性为主，温下寒实。有学者推广其意，以此方治疗偏侧疼痛，不只限于胁下疼痛，很有见地。

病案

章某，女，37 岁。

初诊：2011 年 3 月 11 日。

腹痛 3 天。3 天前经行腹痛，腹痛难忍，靠服止痛片，痛时手足冷。刻下症：右下腹痛，右下肢疼痛，腹部胀气，大便难，面色萎黄，舌淡，苔薄白，脉弦紧。

经期受寒，偏右腹痛，舌淡，面黄，腹胀，便难，脉弦紧，为太阴里寒，正合大黄附子汤方证。痛时手足冷，气机郁滞，予四逆散理气止痛。处方是大黄附子汤合四逆散。处方如下：

柴胡 10g，枳实 10g，白芍 10g，炙甘草 6g，生大黄 10g，炮附片（先煎）6g，细辛 3g，厚朴 15g。

3 剂。

3 月 14 日电话诉服药当日即便通，腹痛立解。

按：患者素有肠疾，曾做两次肠道手术，长期服通便药，属太阴里寒，寒实内结。右胁下偏疼，为大黄附子汤证。若不用四逆散，亦可能有效。

（四十）附子汤

附子汤见于《伤寒论》，第 304 条曰："少阴病，得之一二日，口中和，其背恶寒者，当灸之，附子汤主之。"第 305 条曰："少阴病，身体痛，手足寒，骨节痛，脉沉者，附子汤主之。"附子汤是少阴方，善治背寒体痛之阴寒证。

病案

戚某，女，51 岁。

初诊：2009 年 6 月 11 日。

项背恶寒 5 年，晚间睡觉需裹紧被子，腰凉，手足温，夜尿 2～3 次，口中和，纳可，大便可，舌胖淡齿痕，苔薄白，脉沉尺弱。

项背恶寒，腰凉，口和，脉沉，属表阴证之附子汤证。处方如下：

炮附子 9g，苍术 12g，白芍 10g，茯苓 12g，党参 6g，炙甘草 6g，干姜 10g。

6 剂。

二诊：2009 年 6 月 18 日。

背恶寒减轻，颈项强，汗出恶风，口中和，大便偏干，纳谷不馨，夜尿 0～1 次，舌胖淡，苔薄，脉沉细。

汗出恶风、项背恶寒，去干姜，加桂枝、葛根合白芍取桂枝加葛根汤之意。因大便干，改苍术为生白术以生津通便。

前方改苍术为生白术 30g，去干姜，加桂枝 10g，葛根 15g。

7 剂。

三诊：2009 年 7 月 2 日。

背恶寒缓解，颈项强明显减轻，近 2 日气道痒，轻咳，无痰，汗出恶风，大便可，口中和。舌淡，苔薄白，脉寸关浮滑。

脉浮滑，外感风寒，汗出恶风，先治新病，予桂枝加厚朴杏子汤。处方如下：

桂枝 10g，白芍 10g，炙甘草 6g，厚朴 10g，杏仁 10g，葛根 15g，生姜 3 片，大枣 4 枚。

7 剂。

四诊：2009 年 7 月 9 日。

服药 2 剂后气道痒及咳嗽缓解，现平素无背恶寒，但仍怕开空调，汗出恶风、颈项强明显减轻，眼睑黑，舌胖淡，苔薄白，脉沉弦。

外邪已去，再转以附子汤强壮温经。处方如下：

炮附子 9g，苍术 12g，白芍 10g，茯苓 12g，党参 6g，炙甘草 6g，桂枝 10g，葛根 15g。

7 剂。

五诊：2009 年 7 月 16 日。

背恶寒解，已经不需盖被，左肩遇风仍感不适，舌脉如前。

前方加桑枝 10g。

7 剂。

按：《医宗金鉴》说："恶寒表里阴阳辨，发热有汗表为虚，发热无汗表实证，实以麻黄虚桂枝。无热恶寒发阴里，桂枝加附颇相宜，背寒口和阴附子，口燥渴阳白虎需。"本患者背寒，脉沉，口和，为少阴病，当予附子汤。二诊问及有汗出恶风，考虑该患者既有表复有里，故合用桂枝加葛根汤。中间外感风寒，见汗出恶风，轻咳，脉浮滑，予桂枝加厚朴杏子汤，表证解后，仍守附子汤合桂枝加葛根汤，症状几愈。

（四十一）麻黄附子细辛汤

出自《伤寒论》第301条，曰："少阴病，始得之，反发热、脉沉者，麻黄附子细辛汤主之。"该方属于少阴方，善于治疗阳虚外感证。笔者应用本方时常见脉沉，可沉细，可沉细滑，或沉细弦。附子有强壮作用，麻黄、细辛解表，适用于表阴证。临床常表现少阴虚寒，且兼饮证。可用于虚人之感冒、咳嗽、鼻衄等。

1. 咳嗽

病案

田某，女，28 岁。

初诊：2013 年 1 月 14 日。

咳嗽 3 年。3 年来咳嗽时作，冬季为著。查胸片正常，去年入冬后咳嗽，无痰，无发热，无咽中不利，下午 1 点后明显，下午 5～7 点为剧，遇冷风及异味作咳。咳剧头晕，四逆，恶寒，面色黧黑。大便可，小便调。舌淡红，苔薄白，脉沉细弦。

四逆，恶寒，遇冷咳，脉沉细弦，为少阴病，处以麻黄附子细辛汤加当归。处方如下：

炙麻黄 6g，炮附子（先煎）6g，细辛 3g，当归 10g。

7 剂，代煎。

二诊：2013 年 1 月 21 日。

服药首剂手心觉热，汗出，咳嗽明显减轻，诉已减轻大半，四逆改善，手足较温，头晕、呃逆症已，二便可，服药第 2 日经行口和。舌淡红，苔薄，脉沉细滑小弦。

药证相合，效不更方。

前方 7 剂。

三诊：2013 年 1 月 28 日。

症状继续好转，唯晨起作咳。5 天前起右耳痛，现右耳热，大便不畅。舌胖淡，苔薄黄略腻，脉左细弦，右沉细滑。

右耳热，左脉细弦，证兼少阳，合柴胡、黄芩清解少阳郁热。

前方加柴胡 12g，黄芩 10g。

7 剂，代煎。

四诊：2013 年 2 月 4 日。

右耳热已，仍觉右耳不适，基本不咳。舌淡红，苔薄，脉左细弦，右沉细滑。

右耳热已，但少阳郁热减而未尽，去当归之温，加生甘草加强清热解毒。

1 月 28 日方去当归，加生甘草 10g。

7 剂，代煎。

按： 此年轻女性，面色黧黑，为水饮之象，观舌脉症，确系少阴病之麻黄附子细辛汤证。服药后出现耳热，是病转少阳之征。这与《伤寒论》少阴病篇中少阴传入少阳表现为咽痛者症状虽异，病理机转则一。

2. 鼻鼽

病案

赵某，女，46 岁。

初诊：2012 年 8 月 24 日。

有过敏性鼻炎史多年，既往应用布地奈德鼻喷雾剂。半个月来打喷嚏、流清涕，遇冷明显，下肢凉，身重，咽喉、鼻部堵闷，咽痛，夜间憋醒，面色虚浮，每晚口服顺尔宁一片仍效果不佳，舌淡，苔薄，脉沉细滑。

遇冷喷嚏流涕，肢冷身重，鼻咽堵闷，脉沉细滑，为少阴证之麻黄附子细辛汤证。合辛夷、白芷加强通鼻窍之力。咽痛兼见少阳，故予桔梗利咽。处方如下：

炙麻黄 10g，附片 10g，细辛 3g，辛夷 6g，白芷 5g，桔梗 10g。

5 剂。

二诊：2012 年 8 月 30 日。

服药当日即觉症减，汗出，周身轻松。服药 3 剂后鼻咽部堵闷尽除，遇冷喷嚏流涕减少，未用西药，仍有咽痛，舌淡，苔薄黄腻，脉细滑。

服药症去甚速。仍有咽痛，易桔梗为木蝴蝶。苔薄黄腻，有化热之象，故加炒薏苡仁利湿清热。

前方去桔梗，加木蝴蝶 6g，炒薏苡仁 15g。

服药 5 剂后症愈大半，前方续服。

按： 不少过敏性鼻炎患者遇冷则发喷嚏、流清涕，属表阴兼寒饮，多为麻黄附子细辛汤证。用药后可取速效，但临证当注意有化热之象，据其传入少阳或阳明再治疗，传入少阳兼有咽痛者，可合桔梗、连翘等，传入阳明兼湿热者，可加薏苡仁、败酱草等。

（四十二）苓甘五味姜辛夏汤

苓甘五味姜辛汤出自《金匮要略》，用于治疗小青龙汤治疗之后的变证。方中有仲景常用的止咳之药干姜、细辛、五味子，因没有麻黄、桂枝，方较小青龙汤柔和，痰饮咳嗽用此方治疗。

病案

叶某，女，48 岁。

初诊：2011 年 2 月 9 日。

咳嗽半月余，痰白黏量多，面色苍白，口干，汗多，便溏，小便不利，苔白腻，脉沉弦。

痰白量多，便溏，小便不利，苔白腻，脉沉弦，病在太阴，里虚寒饮。口干痰黏，兼有阳明。予苓甘五味姜辛夏汤加石膏，小便不利，合苓桂术甘汤。处方如下：

茯苓 12g，炙甘草 6g，五味子 15g，干姜 6g，细辛 3g，清半夏 15g，桂枝 10g，生石膏 45g，白芥子 6g，苍术 10g。

7 剂。

二诊：2011 年 2 月 16 日。

咳嗽好转大半，痰少色白黏，便成形，小便调，仍汗出，口干，眠差，舌脉如前。

服药后症退，汗出仍多，加生龙骨、生牡蛎敛汗。

前方加生龙骨、生牡蛎各 15g。

7 剂。

按：水饮证常兼阳明证，可依口渴、痰黏、溲赤等法辨识，治疗可仿小青龙加石膏汤法，用石膏清阳明之热。

（四十三）苓甘五味姜辛夏加大黄汤

病案

吴某，女，63 岁。

初诊：2010 年 12 月 20 日。

咳喘反复发作 20 年，于我院诊断为支气管哮喘，平时吸入舒利迭 250mg，日 2 次，但咳嗽一直持续存在。就诊时咳嗽，时有痰鸣气喘，口干，痰白黏，大便干，舌胖淡暗，苔薄腻，脉细滑。

痰鸣气喘，痰白，舌胖淡，苔薄腻，脉细滑，病在太阴，内有痰饮。痰黏，口干，大便干，兼有阳明。予苓甘五味姜辛夏汤加石膏。处方如下：

茯苓12g，炙甘草6g，五味子15g，干姜6g，细辛3g，清半夏15g，生石膏30g。

7剂。

二诊：2010年12月27日。

咳嗽有减，偶有痰鸣，口干，痰白黏，大便干，患者诉既往大便通利时咳嗽则少，舌脉如前。

大便仍干，仍有阳明证，改石膏为生大黄。处方如下：

茯苓12g，炙甘草6g，五味子15g，干姜6g，细辛3g，清半夏15g，生大黄6g。

7剂。

三诊：2011年1月3日。

咳嗽明显减少，大便通畅，自诉是近年来每天咳嗽次数最少的一周，痰色白量较前明显减少，无气喘发作，舌胖淡暗，苔薄腻，脉细滑。

上方7剂续服。

按：此哮喘患者，咳嗽经年，痰为宿根。依舌脉症，属于太阴里虚寒证，然口干、痰黏，兼有阳明里热，故初诊选择苓甘五味姜辛夏汤加石膏法，取苓甘五味姜辛夏汤温化痰饮，加石膏清热解凝，药虽有效而不著。二诊时患者诉既往大便通时则咳少，忽悟肺与大肠相表里，患者初诊及二诊均有大便干，虽加石膏以清阳明，但此患者为胃家实，当通腑。仲景于《金匮要略·痰饮咳嗽病脉证并治第十二》亦有"若面热如醉，此为胃热上冲熏其面，加大黄以利之"之苓甘五味加姜辛夏杏大黄汤法，故仿仲景意二诊去生石膏，改以生大黄清热通腑，因无形肿，故去杏仁，三诊果便通咳亦大减。

（四十四）射干麻黄汤

射干麻黄汤出自《金匮要略·肺痿肺痈咳嗽上气病脉证治第七》，曰："咳而上气，喉中水鸡声，射干麻黄汤主之。"以此症状看，临床用于治疗支气管哮喘，以及喘息型支气管炎，表现为喉中痰鸣，咳嗽气喘。方中射干利咽，麻黄平喘，因此其主要症状为喉中哮鸣之声。注意该方用生姜而非干姜，且有麻黄，因此本方最宜适应证当有外证，临床无明显外证，但表现为寒痰咳喘、喉中哮鸣者亦可。

病案

郝某，男，33岁。

初诊：2013年1月7日。

咳嗽、喉中哮鸣2年。2年来咳嗽，喉中哮鸣时作，来我院就诊，予氨茶碱、沙丁胺醇，曾服中药、针灸治疗。刻下症：咳嗽，喉中哮鸣，痰白稀量少，大便正常。有支气管哮喘史多年。查：双肺呼吸音清，未闻及干湿啰音。胸片：双下肺纹理增多模糊，肺炎不除外。舌胖暗，苔薄，脉细滑。

咳嗽，喉中哮鸣，痰白稀，脉细滑，为太阴病之射干麻黄汤证。处方如下：

射干10g，炙麻黄6g，生姜15g，紫菀10g，款冬花10g，细辛3g，五味子15g，清半夏15g，当归10g。

7剂，水煎服。

二诊：2013年1月14日。

病减大半，晚间基本无症状，唯晨起咳嗽二三声，痰出咳止，痰白稀，大便可，口和，近2日未用沙丁胺醇。舌胖暗，苔薄，脉细滑。

病情大减，射干麻黄汤原方当有大枣，初诊因疏忽未用，现加大枣，予射干麻黄汤原方。

前方加大枣10g。

14剂。

随诊症状消失。

按：射干麻黄汤治疗喉中哮鸣之咳喘，属外邪里饮者，本方生姜、大枣同用，初诊疏忽而未用大枣，亦有效，但是否影响疗效尚难判断。二诊合大枣，两周后症愈。

（四十五）半夏厚朴汤

出自《金匮要略》，曰："妇人咽中如有炙脔，半夏厚朴汤主之。"方中除半夏、厚朴外，尚有茯苓、生姜利水化饮，紫苏叶与生姜兼具解表之能，因此本方为太阳太阴合病而设，适合于外邪里饮为患。因半夏善治喉咽肿痛，故该方对于咽喉部位不适尤其擅长，可表现为咽喉有痰、堵闷，或者咽喉部异物感，吞之不下，吐之不出，即后世所称梅核气。《备急千金要方》论及本方可治"胸满，心下坚"，与《神农本草经》上半夏之功效甚合，心下当为胃脘部位，因此本方也可治疗胃脘部胀闷，伴见嗳气等。

病案

李某，女，2岁。

初诊：2013年4月17日。

咳嗽10天。10天前感冒后咳嗽，咳剧，无发热，流清涕，咽中有痰，色白质黏，难以咳出，大便偏干，纳食可，汗出。舌淡红，苔薄，脉细滑。

咽中有痰，难以咳出，鼻流清涕，为外邪里饮，属太阳与太阴合病之半夏厚朴汤证，因汗出、痰黏，兼有阳明，故加石膏。处方如下：

清半夏10g，厚朴6g，紫苏叶10g，紫苏子6g，茯苓12g，生姜10g，生石膏20g。

5剂，自煎。

服药后症解。

按：半夏厚朴汤治疗梅核气，梅核气多见于成年女性，然而近来发现儿童感冒咳嗽也有很多应用此方的机会，多由于儿童饮食不节，饮冷过量，脾胃受损，内有痰饮，触冒风寒，形成外邪里饮之证。这与有些医家认为儿童患者易停食着凉的道理是一样的。

（四十六）瓜蒌薤白半夏汤

瓜蒌薤白半夏汤出自《金匮要略·胸痹心痛短气病脉证治第九》，原文为"胸痹不得卧，心痛彻背者，瓜蒌薤白半夏汤主之"。本方是在瓜蒌薤白白酒汤基础上加一味半夏，而瓜蒌薤白白酒汤主治"胸痹之病，喘息咳唾，胸背痛，短气，寸口脉沉而迟，关上小紧数"，结合在该篇之初有"阳微阴弦，即胸痹而痛"，可知瓜蒌薤白剂其主脉当为寸脉沉，关尺紧、弦，即上虚下寒，下焦寒湿、寒饮上冲，而出现胸痹之症。

病案

李某，男，36 岁。

初诊：2011 年 5 月 9 日。

胸闷、咳嗽、气短 3 个月。

3 个月前感冒后咳嗽，右胸胁不适，胸闷，气短，于 301 医院查胸片、CT 阴性，曾输液进行抗感染治疗。刻下症：时咳嗽，晨起痰黄，白昼痰白黏，胸闷，气短，大便正常，日一行，手足冷。舌胖淡红，苔薄白，脉寸沉关尺细弦。

脉寸沉关尺细弦，胸闷，气短，知痰阻上焦，为瓜蒌薤白半夏汤证。手足冷，痰阻气郁，为四逆散证。处方如下：

瓜蒌皮 15g，薤白 10g，清半夏 15g，柴胡 10g，枳实 10g，白芍 10g，炙甘草 6g。

7 剂。

二诊：2011 年 5 月 18 日。

胸闷、气短明显改善，仍有痰，色白质黏，大小便调，口和。舌胖淡，苔薄白，脉寸沉关尺细弦。

服药后症减，脉象依然，知阳虚在上焦，故加桂枝、生姜，通阳化饮。处方如下：

瓜蒌皮15g，薤白10g，清半夏15g，柴胡10g，枳实10g，白芍10g，炙甘草6g，桂枝10g，生姜15g。

7剂。

三诊：2011年5月25日。

胸闷续减，仍有痰，量减，白黏，口和，大小便调。舌胖淡，苔根薄腻，脉寸偏沉关尺细滑。

脉关尺转为细滑，则痰饮渐减，苔根仍薄腻，前方加陈皮增强化痰之力。处方如下：

瓜蒌皮20g，薤白10g，清半夏15g，柴胡10g，枳实10g，白芍10g，炙甘草6g，桂枝10g，生姜15g，陈皮10g。

7剂。

四诊：2011年6月1日。

痰已不黏，胸闷已，近2日大便日二行，不成形。舌淡，苔薄白，脉细滑。

胸闷已解，寸脉已不沉，再进前方巩固，并以六君子丸善后。处方如下：

瓜蒌皮15g，薤白10g，清半夏15g，柴胡10g，枳实10g，白芍10g，炙甘草6g，桂枝10g，生姜15g。

7剂。后以六君子丸调理。

按：年轻男患，胸闷，气短，脉寸沉关尺细弦，且咳嗽有痰，显系痰阻上焦之胸痹，而四逆缘于痰阻气郁所致，正合四逆散证之症，两方合用，诸症均退。笔者体会，寸脉独沉，为上焦阳虚、痰饮填胸之象，《濒湖脉学》上写到"寸沉痰郁水停胸，或有风痰聚在胸"，因此寸脉沉是瓜蒌薤白剂的应用指征之一。

（四十七）炙甘草汤

炙甘草汤见于《伤寒论》第177条，曰："伤寒，脉结代，心动悸，炙甘草汤主之。"本方善于治疗有心悸症状者，临床以确有心律失常的心电图表现为佳。本方从组方来看，属于太阴方。本方应用时当注意：一是地黄用量宜大，笔者一般从40g用起，至于地黄是生地黄还是熟地黄，以生地黄为宜；三是别忘记用黄酒兑服，黄酒可助通血脉。

病案

朱某，女，71岁。

初诊：2011年11月30日。

心悸2年，心电图检查示房性早搏（期前收缩，下同），脑鸣，脑昏麻，手足冷，大便正常，睡眠可，舌胖暗，苔薄黄，脉沉细结。

心悸，脉沉细结，手足冷，为太阴病，属炙甘草汤证。处方如下：

生地黄40g，党参10g，炙甘草12g，大枣20g，桂枝10g，生姜15g，火麻仁12g，麦冬12g，阿胶珠10g。黄酒兑服。

7剂。

二诊：2011年12月7日。

脑鸣、脑昏麻逐渐减轻，早搏减少，近2日脑鸣、脑昏麻基本消失，心悸未作，舌麻烫感，大便不成形。舌胖暗红，苔薄黄，脉沉细。

前方火麻仁改为10g。

按：笔者体会炙甘草汤治疗心悸确实有效，有时患者来诊时未必能摸到早搏，但服药后确实能改善症状。笔者曾治疗同学之弟媳，她素患甲亢，曾服他巴唑（甲巯咪唑）控制，时自觉手颤，心悸，大便易溏，面黑，舌淡暗，苔白，脉细弦，初予柴胡桂枝干姜汤一周，无改善，曾于西医院就诊，医生建议以[131]碘治疗，她因畏惧副作用而拒绝。笔者思及仲景曰"伤寒，脉结代，心动悸，炙甘草汤主之"，径书炙甘草汤方：生地黄60g，炙甘草12g，大枣15g，桂枝10g，干姜10g，火麻仁10g，党参10g，阿胶珠10g，麦冬15g，黄酒兑服，日1剂。服药至第3剂后觉心动悸明显减少，症状减半，别无不适，偶有腹坠，再进一周心悸几愈。

第二章　经方临证

139

（四十八）小半夏加茯苓汤

本方见于《金匮要略·痰饮咳嗽病脉证并治第十二》，曰："卒呕吐，心下痞，膈间有水，眩悸者，半夏加茯苓汤主之。"《金匮要略·痰饮咳嗽病脉证并治第十二》曰："先渴后呕，为水停心下，此属饮家，小半夏茯苓汤主之。"从条文来看，本方善治水饮为患，主要表现为呕吐，其次可有头眩、心悸，其水饮停留部位在膈间或心下。

病案

邵某，男，72 岁。

初诊：2008 年 11 月 25 日。

食管癌术后，呕恶，饮食则吐，饮水即吐，呕吐物为痰涎，舌胖淡，苔白，脉沉细。

呕吐痰涎、脉沉皆为痰饮之象，予小半夏加茯苓汤，合丁香、柿蒂以和胃止呕。处方如下：

制半夏 15g，生姜 15g，丁香 10g，柿蒂 10g，茯苓 30g。

7 剂。

2008 年 12 月 11 日患者电话诉症状好转，能少量进食，仍吐痰涎。前方半夏加至 30g。

按：本患者为食管癌术后，饮入即吐，呕吐痰涎，膈间有水，服小半夏加茯苓汤后能改善症状，半夏用量宜大。昔时范中林先生谓半夏除湿化痰涎、大和脾胃气，痰厥与头痛非此莫能治。他对半夏的作用大加称赞，而临床应用确实如此，故二诊时增加半夏用量。可惜因患者在外地，后来失访。

（四十九）五苓散

五苓散利水力强，方中包含苓桂术甘汤、泽泻汤之意，全方通阳利水，为苓桂系列中的一个方剂，属太阴方。因方中有桂枝，可兼太阳外证，《伤寒论》第 74 条曰"中风，发热六七日不解而烦，有表里证，渴欲饮水，水入则吐者，名曰水逆，五苓散主之"，也说明该方证可有外证。

病案

王某，女，90岁。

初诊：2009年11月9日。

双足踝肿1年，晨起好转，晚间为重，足踝按之凹陷，平素怕冷，形体消瘦，时有眩晕，小便不利，大便偏干，舌淡，苔薄白，脉细弦。

足踝水肿，小便不利，眩晕，属水饮为患，再有平素怕冷，属五苓散证。处方如下：

猪苓10g，茯苓12g，生白术18g，泽泻18g，桂枝10g。

7剂。

二诊：2009年12月8日。

服药7后剂水肿大为减轻，基本消失，已三周未服药。舌脉如前。

前方再进7剂。

按：小便不利，足踝水肿，腰以下肿当利小便，平素怕冷，属里虚寒证，大便偏干，为里虚津少，故以五苓散利水消肿。

（五十）桂枝茯苓丸

桂枝茯苓丸见于《金匮要略》，曰："妇人宿有癥病，经断未及三月，而得漏下不止，胎动在脐上者，为癥痼害。妊娠六月动者，前三月经水利时，胎也。下血者，后断三月衃也。所以血不止者，其癥不去故也，当下其癥，桂枝茯苓丸主之。"此方为活血之方，在妇科应用较多。笔者认为此方有茯苓、桂枝，具苓桂剂的意味，因此可治疗血瘀兼有水湿，为太阴之方。另因方中有桂枝，可兼有太阳外证。

病案

刘某，女，35岁。

初诊：2013年2月4日。

反复咳嗽咳痰30年，复发2个月。每年秋冬季节咳嗽发作，2012

年 12 月受凉复发。初始鼻塞流涕，咳嗽，咳痰，痰量多色白易咳出。就诊时症见：咳嗽，遇冷加重，痰白量少，偶恶心，睡觉易醒，纳可，小腹两侧疼痛，偶胸痛，夜间发作，四肢冷，舌淡暗，苔薄白，脉细弦。

四肢冷，小腹两侧疼痛，脉细弦，为少阳病；胸腹痛夜间发作，舌暗，为瘀血之象；咳嗽，遇冷加重，为兼有外证。予四逆散合桂枝茯苓丸。处方如下：

柴胡 10g，枳实 10g，白芍 10g，炙甘草 10g，桂枝 10g，茯苓 12g，桃仁 10g，牡丹皮 10g，桔梗 10g，枇杷叶 10g。

服药 5 剂胸腹痛止，咳嗽几愈。再进 7 剂巩固疗效。

按：桂枝茯苓丸善活血化瘀，与四逆散或大柴胡汤都有合用的机会，既往胡希恕先生将桂枝茯苓丸与大柴胡汤合用，用来治疗哮喘，笔者师其法，验证于临床，确实有效。哮喘患者多有痰饮为宿根，并感受外邪，因此笔者认为用桂枝茯苓丸可以在活血的同时兼顾痰湿及外邪。本例患者所患病亦由外感而来，咳嗽咳痰，且兼血瘀，故予桂枝茯苓丸有效。胡希恕先生曾说四逆散合桂枝茯苓丸颇类血府逐瘀汤，可供参考。本方与桃核承气汤均能活血，但桃核承气汤毕竟属于承气类，其有大黄和芒硝下燥结，而桂枝茯苓丸有茯苓和桂枝利水湿。

（五十一）茯苓桂枝白术甘草汤（苓桂术甘汤）

苓桂术甘汤之条文见于《伤寒论》第 67 条，曰："伤寒，若吐、若下后，心下逆满，气上冲胸，起则头眩，脉沉紧，发汗则动经，身为振振摇者，茯苓桂枝白术甘草汤主之。"《金匮要略》曰："心下有痰饮，胸胁支满，目眩，苓桂术甘汤主之。"又曰："夫短气有微饮，当从小便去之，苓桂术甘汤主之。肾气丸亦主之。"此方为太阴方，善治太阴虚寒、内有停饮之证。因方中有桂枝降冲逆，故本方适合水气上冲之证，从条文也可看出，本方具有利水之能，使水饮从小便而出。

病案

杨某，男，61岁。

初诊：2013年5月27日。

动则气喘4年。2009年前动则气喘，于北京大学第一医院行肺部增强CT，同位素诊断为肺栓塞、肺动脉高压、低氧血症、肺源性心脏病，后先后于中国医学科学院阜外心血管病医院和北京朝阳医院就诊，予利尿剂及补钾片、西地那非、波生坦片，效果不佳，后辗转于多位中医处服汤药，症状逐渐加重。现动则气喘，走路困难，足踝肿，右脚明显，午后重，晨起咳黄痰，时有气上冲感，饮水后心下痞塞，大便溏，耳鸣，小便少，靠服利尿剂双氢克尿噻（日2片）利尿。舌胖暗，苔薄腻，脉寸关弦滑尺沉。2013年5月20日北京朝阳医院诊断为重度肺动脉高压、右心房增大、右心室肥厚。

饮水后心下痞，足踝肿，小便不利，为水饮之象，病在太阴；气上冲，耳鸣，为水气上冲之象，处苓桂术甘汤合枳术丸、泽泻汤，因舌暗，加茜草、红花活血。处方如下：

茯苓15g，桂枝10g，炒白术10g，炙甘草6g，泽泻15g，茜草15g，红花6g，炒枳实10g。

7剂。

二诊：2013年6月17日。

服药7剂后自觉症状减，活动能力增强，心下痞塞消失，足踝肿减轻，后自行减利尿剂1片，足踝复肿，现痰较前稀，夜间3点半后痰稠，白天无痰，既往时有咳嗽，现咳嗽止，大便正常。舌脉如前。

药已见效，前方加车前子、杏仁加强利水之力。处方如下：

茯苓15g，桂枝10g，炒白术10g，炙甘草6g，泽泻15g，茜草15g，红花6g，炒枳实10g，车前子10g，杏仁10g。

7剂。

三诊：2013年6月24日。

因减利尿剂量后足踝复肿，患者疑甘草不利于利水，自行减去甘草，现活动量较前改善，痰少质黏，大便日一行，大便不成形，纳食改善。舌暗红，苔薄，脉寸关滑尺沉。

足踝肿，则水饮仍在。5月27日方去甘草加猪苓，取五苓散之意。

5月27日方去甘草加猪苓10g。

9剂。

四诊：2013年7月3日。

痰变稀，量减少，足踝肿减轻，大便初成形后溏，纳食好，无冲逆感，无心下痞，活动能力较前改善，夜尿2～3次。舌暗，苔薄腻，脉寸关滑尺沉。

足踝肿减轻，大便有时成形。继予前方，加金匮肾气丸加强温阳利水、强壮补益之力。

前方7剂。加金匮肾气丸晚服。

按：本患者水饮之证十分明显，且心下痞塞、有气上冲感、耳鸣，水气上冲证确，属典型的苓桂术甘汤证。昔日刘渡舟先生对此方论述颇为详细，认为该方证气上冲胸，可以出现各种症状表现，用方方治疗心脏病得心应手，且自创苓桂茜红汤、苓桂杏苡汤等，可谓光大仲景水气学说。本患者为肺栓塞后的肺源性心脏病，肺动脉高压严重，西医尝试了各种药物，效果不理想，中医亦寻找了多位专家，无果，故治疗相当棘手。笔者辨证时考虑苓桂术甘汤证似无疑义，而据其舌暗又合刘渡舟先生之苓桂茜红汤证，该方即茯苓、桂枝加茜草、红花，服药后果真取效，其水气冲逆感改善最快且明显，水肿亦有不同程度的改善，经过治疗其活动能力得以提高。因患者经济困难，经方药简价廉而效优，患者颇为满意，实仲景泽被后世之功也。

（五十二）甘草干姜茯苓白术汤

甘草干姜茯苓白术汤简称甘姜苓术汤，《备急千金要方》称为肾着汤，其条文见于《金匮要略·五脏风寒积聚病脉证并治第十一》，曰："肾着之病，其人身体重，腰中冷，如坐水中，形如水状，反不渴，小便自利，饮食如故，病属下焦，身劳汗出，衣里冷湿，久久得之，腰以下冷痛，腹重如带五千钱，甘姜苓术汤主之。"本方为太阴方，茯苓、白术善利水湿，干姜、甘草温阳祛寒，因条文明确说明小便自利、饮食如故，可以看出本方证并非胃中停饮，乃腰部寒湿，《黄帝内经》云"伤于湿者，下先受之"，腰居人体下部，易受湿侵，故仲景出甘姜苓术汤以治之。本方作用部位以腰骶部为主，询问患者多有腰凉的症状，且阴天时明显。

病案

蒋某，男，73岁。

初诊：2008年3月31日。

腰冷10年，无腰痛，膝盖凉，便干，夜尿2～3次，舌淡暗，苔薄腻，脉弦沉取无力。

腰冷，膝凉，脉沉取无力，为太阴病，予甘草干姜茯苓白术汤合金匮肾气丸，再合肉苁蓉温阳通便。处方如下：

甘草6g，干姜6g，茯苓15g，白术10g，熟地黄12g，山茱萸10g，牡丹皮10g，泽泻10g，肉桂6g，附片6g，肉苁蓉30g。

7剂。

二诊：2008年4月10日。

便通，腰冷好转。舌脉如前。

便通，腰冷好转，效不更方，以杜仲易肉苁蓉并加薏苡仁强壮除痹。

前方去肉苁蓉，加杜仲15g，薏苡仁30g。

7剂。

三诊：2008年4月21日。

腰冷明显好转，膝盖凉好转，足冷。舌脉如前。

前方加细辛3g，桑寄生30g。

7剂。

按：本患者为北京延庆县一农民，长年劳作，腰冷膝凉，夜尿频，可惜当时未问小便情况，或没有记录，但据症、舌、脉仍考虑为太阴病。脉沉取无力，腰部以凉为主，故采用甘姜苓术汤温散寒湿，配合金匮肾气丸强壮温阳；此处便干不考虑阳明，考虑仍因太阴虚寒引起，故加肉苁蓉强壮通便，果大便得通。胡希恕先生认为该方在治疗血虚患者时可合用当归芍药散，与本案合金匮肾气丸温阳祛饮可以互参。

（五十三）桂枝人参汤

桂枝人参汤见于《伤寒论》，曰："太阳病，外证未除而数下之，遂协热而利。利下不止，心下痞硬，表里不解者，桂枝人参汤主之。"从原文看本方适合之证为心下痞、下利及外证，是一个太阳太阴合病之方。

病案

丁某，女，26岁。

初诊：2012年8月15日。

胃脘胀痛一周。一周来胃脘胀痛，自觉胃凉，吹风扇加重，在空调房尤其明显，时值盛夏，家中不敢开空调，且睡觉时胃部要盖夹被，饮暖水或手按胃部为舒，口和，大便稀溏，舌淡苔白，脉细滑。

胃脘部喜暖畏寒，大便稀溏，胃脘胀痛，为太阴虚寒；恶风冷，则兼有外证，属桂枝人参汤证。处方如方：

桂枝10g，党参10g，干姜6g，炒白术10g，炙甘草6g。

服药5剂后症状明显减轻。服药后自觉胃部温暖，大便成形，疼痛缓解。再进5剂。

按：本患者胃痛、便溏，很容易想到理中丸，但因患者恶风，吹风扇则加重疼痛，故合桂枝以卫外，服药后果症状顿解。若单用理中丸肯定有效，但能否如桂枝人参汤这般效果迅捷，不好预料。

（五十四）旋覆代赭汤

《伤寒论》曰："伤寒发汗，若吐、若下，解后，心下痞硬，噫气不除者，旋覆代赭汤主之。"本方中有人参、生姜、大枣、炙甘草健中，半夏、旋覆花、代赭石化痰降逆，故当为太阴方。不少学者谓本方治疗痰气痞，胃虚有痰，胃气上逆，心下痞满，因此将心下痞满、噫气频作当成是本方证的主要标志。本方证有形之痰可有可无，舌脉可有痰饮之象。此方仲景以人参和代赭石配伍，开创了补虚镇逆下气之先河。后世张锡纯受此启发，创立了参赭镇气汤、参赭培气汤以治疗肾虚喘脱及膈食之证，疗效卓著，仲景旋覆代赭汤为其源头也。

病案

陈某，女，53 岁。

初诊：2008 年 1 月 21 日。

咳喘半年余。患者有动脉导管未闭史。半年来咳喘反复发作，多次静脉滴注抗生素，胸片示肺纹理重。刻下症：咳嗽，痰白质稀薄，口干苦，乏力，汗出，周身酸痛，大便可，双肺偶闻干鸣音。舌胖淡，苔薄，脉左弦右沉。

咳嗽，痰白质稀薄，周身酸痛，为外寒里饮，太阳太阴合病，属小青龙汤证；口苦，为少阳证；口干，为阳明证。予小青龙加石膏汤合小柴胡汤加减。处方如下：

炙麻黄 8g，桂枝 9g，细辛 3g，干姜 8g，法半夏 9g，五味子 6g，炙甘草 6g，石膏 20g，柴胡 9g，黄芩 9g。

3 剂。

二诊：2008 年 1 月 24 日。

咳剧呕吐，晚间明显，口苦酸，痰白质稀，尿少，嗳气，发作时心下逆满。舌胖淡，苔薄，脉沉弦。

心下痞，嗳气，咳痰，属太阴之旋覆代赭汤证；口苦酸，呕吐，属少阳证；尿少，心下满，咳嗽气逆，太阴之苓桂术甘汤证，故处旋覆代赭汤、苓桂术甘汤、小柴胡汤合方。处方如下：

旋覆花（包煎）10g，代赭石 15g，法半夏 10g，党参 10g，生姜 15g，大枣 10g，柴胡 10g，黄芩 10g，茯苓 30g，白术 10g，桂枝 10g，

生甘草 6g。

5 剂。

三诊：2008 年 1 月 28 日。

咳愈大半，5 点钟左右晨起咳嗽，痰少，心下满，嗳气大减，不思饮食，舌胖淡，苔薄，脉沉弦。

咳嗽顿挫，则药证相合，仍心下满，不思饮食。口苦已无则少阳证除，去柴胡、黄芩；太阴证在，加厚朴、紫苏叶，成半夏厚朴汤化痰行气；减代赭石量以防碍胃。

前方去柴胡、黄芩，加厚朴 10g，紫苏叶 10g，代赭石改为 10g。

5 剂。

四诊：2008 年 4 月 24 日。

为其母亲会诊时，患者自诉服药后一直未咳嗽，感觉良好。曾于外院就诊云其咳嗽是由动脉导管未闭引起，需要手术治疗，未料中药止咳效果亦佳。

按：本患者初诊时表现为外寒里饮证，脉象沉与弦均属饮象。二诊时出现嗳气、心下满、咳痰，正合旋覆代赭汤证，且口苦，伴少阳证，故处旋覆代赭汤合苓桂术甘汤合小柴胡汤。三诊时咳嗽明显改善，但不思饮食，思及仲景原方中代赭石用量小；昔日刘渡舟先生带学生实习，有学生为患者开出旋覆代赭汤而效不佳，请教刘渡舟先生，刘渡舟先生看过病人及处方后，将代赭石量减少而取效。本患者不思饮食，恐代赭石碍胃，遂减代赭石用量。

（五十五）《外台》茯苓饮

《外台》茯苓饮出自《金匮要略·痰饮咳嗽病脉证并治第十二》，曰："治心胸中有停痰宿水，自吐出水后，心胸间虚，气满不能食。消痰气，令能食。"本方实为橘枳姜汤加人参、茯苓、白术而成，因人参善治心下痞硬、茯苓利水，故较橘枳姜汤利水除满力强。本方为太阴方，适用于太阴里虚又兼痰气之证。

此方之气满，笔者认为可以为胸满，因橘枳姜汤条文提到"胸痹，胸中气塞，短气"；也可以是心下痞满，因有人参善治心下痞硬，加之陈皮亦善行气宽中。

1. 纳差

病案

李某，女，67岁。

初诊：2013年7月17日。

纳差1个月。患者去年11月出现咳嗽、气喘，于中日友好医院就诊，胸片显示正常，喘息剧烈时双肺满布哮鸣音，予抗感染、解痉平喘的中药治疗后好转，后吸入舒利迭、思力华好转，诊断为COPD（慢性阻塞性肺疾病），后停用舒利迭，单纯应用思力华。近1个月来不思饮食，偶嗳气，稍胸闷，痰出症解，痰稀薄色白，大便正常，舌胖淡暗苔薄白，脉沉滑。

纳差嗳气，胸满有痰，舌胖脉沉，为太阴里虚，内有痰气，处方《外台》茯苓饮。处方如下：

党参10g，茯苓12g，炒白术10g，陈皮30g，枳实10g，生姜15g。7剂。

二诊：2013年7月29日。

服药5剂后纳食明显改善，嗳气已，痰少，大便正常，舌胖淡红苔中黄，脉细滑。

饮食递进，嗳气得止，药已中的。苔转色黄，加蒲公英兼解阳明。

前方改陈皮为10g，加蒲公英20g。

7剂。

按：本案患者来诊时面色萎黄，饮食难进，与《外台》茯苓饮条文相对，胸闷、纳差有类心胸间虚、气满不能食。本为COPD（慢性阻塞性肺疾病）患者，平素有痰，故知痰气内阻，且有嗳气；脉沉滑为痰饮之象，且痰色白质稀，则病在太阴无疑。胡希恕先生应用此方，其经验是陈皮宜量大，故初诊时陈皮用30g。二诊时舌苔转黄，痰蕴有化热之机，故加蒲公英，此昔日许公岩教授喜用蒲公英清解湿热之法。

2. 咳嗽

病案

贾某，男，52岁。

初诊：2013年8月5日。

咳嗽10年，加重1个月。逢冬季明显，曾查胸片显示两肺纹理增重。1个月来咳嗽，始于感冒后，刻下症：咳嗽，白痰，量少，干呕，剧则呕恶，偶泛酸，无胃胀，大小便正常，舌胖暗苔薄，脉沉滑。

咳嗽，咳白痰，呕恶，泛酸，为痰阻气逆，病在太阴，予《外台》茯苓饮合小半夏加茯苓汤。处方如方：

党参10g，茯苓12g，炒白术10g，炒枳实10g，陈皮30g，生姜15g，清半夏15g。

7剂。

二诊：2013年8月14日。

服药后诸症几愈，偶咽痒轻咳，痰少，大便正常。舌淡红苔薄白，脉细滑。

方证相合，病情向愈。咽痒，加桔梗利咽。

前方加桔梗10g。

7剂。

按：《外台》茯苓饮证常见胃气上逆表现，如嗳气、呕恶等。本案患者既有痰饮，又有气逆，但心下痞满不明显，而痰饮证较上案为著。思及《金匮要略·痰饮咳嗽病脉证并治第十二》云："卒呕吐，心下痞，膈间有水，眩悸者，半夏加茯苓汤主之。"故加半夏而成小半夏加茯苓汤，加强祛饮之力，故服药7剂而诸症几愈。

（五十六）四逆汤

在《伤寒论》中关于四逆汤的论述条文有很多，方中附子、干姜、甘草温里强壮，适合于太阴里虚寒证。里虚寒证多见吐、利、四肢厥冷，甚至汗出阳脱之症。临证时附子、干姜的用量可根据病情而逐渐增量，甘草可制约附子毒性。

病案

尹某，男，32岁。

初诊：2011年12月15日。

胸背冷2月余。入秋后，10月开始觉胸背冷，遇冷有少量清痰，恶冷食，服常温食品即胃脘不适，大便易溏，手足尚温，口和。舌淡红苔薄白，脉沉细弦。

胸背冷，遇冷有清痰，恶冷食，大便溏，脉沉细弦，为太阴里虚寒证，书四逆汤。处方如下：

炮附子10g，干姜10g，炙甘草10g。

7剂。

二诊：2012年1月4日。

服药后胸背冷缓解，停药2天后复冷，服药期间大便成形，口和。舌淡苔薄白，脉沉细弦。

服药后症解，停药后仍冷，脉仍沉细弦，则里虚寒仍在。前方加大干姜用量。

前方干姜改为30g。

14剂。

按：四逆汤的药物组成简单，力专效宏，温阳力速。附子强壮温阳力强，应用其的常见脉象为沉细、沉弱，服用附子后患者常感身体温暖、精力增长。至于附子的用量笔者觉得应根据患者病情决定，并非剂量大效果就一定好。

（五十七）金匮肾气丸

肾气丸见于《金匮要略》，共4条，分别是：①虚劳腰痛，少腹拘急，小便不利者，八味肾气丸主之。（《金匮要略·血痹虚劳病脉证并治第六》）②夫短气有微饮，当从小便去之，苓桂术甘汤主之。肾气丸亦主之。(《金匮要略·痰饮咳嗽病脉证并治第十二》)③男子消渴，小便反多，以饮一斗，小便一斗，肾气丸主之。(《金匮要略·消渴小便不利淋病脉证并治第十三》)④问曰：妇人病，饮食如故，烦热不得卧，而反倚息者，何也？师曰：此名转胞，不得溺也，以胞系了戾，故致此病，但利小便则愈，宜肾气丸主之。(《金匮要略·妇人杂病脉证并治第二十二》)从以上条文看，肾气丸可以温肾气、利小便。此方中地黄量最多，大量补阴药基础上加少量桂枝、附子，颇合《黄帝内经》少火生气之意。

病案

田某，男，77岁。

初诊：2013年3月6日。

双足背、踝部水肿5年余。既往有顽固性胸水，服中药后胸水消退，5年来足背、踝部昼间水肿，清晨消失，当地医院超声诊断为冠状动脉性心脏病、慢性肺源性心脏病、慢性心力衰竭，予欣康、比索洛尔、依那普利、呋塞米、螺内酯治疗，效果不理想，饮食正常，夜尿1～2次，小便量少，面色黧黑。舌暗红苔薄黄，脉细弦沉取无力。

小便量少，足踝水肿，面色黧黑，为虚寒里饮，属肾气丸证。

金匮肾气丸2盒，每次20粒，每日2次。

二诊：2013年3月27日。

服金匮肾气丸2天后小便量增多，水肿消失，后一直无水肿，一直未服用西药利尿药，现夜尿1次，大便正常。舌暗红苔薄，脉细弦沉取无力。

金匮肾气丸继服，每次15粒，每日2次。

三诊：2013年4月17日。

一直未水肿，关节不灵活，走路不稳，夜尿1～3次，大便正常。舌暗苔薄，脉细弦沉取无力。

金匮肾气丸继服。

四诊：2013年5月8日。

服药后一直以来未肿，既往步态不稳，现已正常。舌暗苔薄白，脉细弦沉取无力。

金匮肾气丸继服。

按：本患者为湖南人，2003 年患胸水，辗转多家医院，经历各种检查，且经试验性抗结核治疗均无效，多年来一直靠抽水及利尿药稳定病情。后笔者以费伯雄的椒目瓜蒌汤加减治疗，胸水消退，然一直有足踝部昼间水肿，故当地医院一直给予其利尿药物。因长期服用利尿药，药物已经对患者的血糖及肾功能产生影响，患者想服中药消除足肿。患者小便不利，面色黧黑，足踝水肿，为内有水饮，予金匮肾气丸。两天后患者来电诉服药后夜间小便量明显增多，足部水肿消失，因小便量多，药量改以每次 15 粒，减量服用。后水肿一直未作，且步态不稳之痼疾也得到改善。忽想到步态不稳也属水饮为患所致，如真武汤之"其人身瞤动，振振欲擗地者"，苓桂术甘汤之"发汗则动经，身为振振摇者"，均属于水饮为患致肢体不利。本例患者步态不稳，与真武汤之"振振欲擗地"机理相同，故用肾气丸取效。

（五十八）柴胡桂枝干姜汤（柴胡桂姜汤）

柴胡桂枝干姜汤见于《伤寒论》第 147 条，原文曰："伤寒五六日，已发汗而复下之，胸胁满，微结，小便不利，渴而不呕，但头汗出，往来寒热，心烦者，此为未解也，柴胡桂枝干姜汤主之。"《金匮要略·疟病脉证并治第四》曰："柴胡桂姜汤治疟寒多微有热，或但寒不热。服一剂如神。"关于本方是少阳方还是厥阴方医家各执己见。该方有柴胡、黄芩、栝楼根（天花粉）清热，又有桂枝、干姜散寒，故当属厥阴方。

1. 咳嗽

病案

梁某，女，68 岁。

初诊：2009 年 10 月 19 日。

咳嗽 5 年，由其女陪伴来诊，诉近半年症状明显，泛酸，口干，心下痞，咳嗽无痰，口微苦，大便时溏。既往有过敏性紫癜性肾炎、肾功能衰竭、高血压病史。舌暗红苔薄腻，脉弦滑。胸片显示左下肺团片状影，建议 CT（电子计算机断层扫描）。

泛酸、口干苦则上热，便溏则下寒，为寒热错杂，痞结中焦。处以半夏泻心汤加减。处方如下：

清半夏 10g，黄芩 10g，黄连 6g，党参 10g，炮姜 6g，大枣 10g，炙甘草 6g，吴茱萸 3g，炙枇杷叶 10g，杏仁 10g。

5 剂。

二诊：2009 年 10 月 26 日。

胸部 CT 提示弥漫性肺纤维化。诉服药后泛酸减轻，咳嗽无明显改善，晚间明显，痰少色白，咽痒，心下痞已，口干，便溏，夜尿 10 余次，足冷，口苦。舌暗红苔薄腻，脉细弦。

口苦而干、咽痒为上热，便溏尿频为下寒，属厥阴证。处以柴胡桂姜汤合当归芍药散加减。处方如下：

柴胡 12g，黄芩 10g，天花粉 12g，桂枝 10g，干姜 6g，生龙骨 15g，生牡蛎 15g，炙甘草 6g，当归 10g，川芎 6g，泽泻 10g，白芍 10g，茯苓 12g，苍术 10g。

7 剂。

三诊：2009 年 11 月 2 日。

咳止，夜尿 3～4 次，大便时成形时溏，口苦已，仍口干，身困，头痛，眠差，有耳鸣多年。舌红苔薄，脉细弦。

药证对应而取效，效不更方，再进 7 剂。

按：半夏泻心汤亦属寒热错杂之厥阴方，但侧重以中焦症状为主。本患者初诊时予半夏泻心汤加减，咳嗽无变化；二诊时细辨当属厥阴病之柴胡桂姜汤合当归芍药散证，投药而咳嗽止。由此案看，在辨清六经的基础上细辨方证也是临床医生必须具备的能力。另外，只要方证切合，不必太顾及针对主诉之治标药，单纯用原方即可。

2. 产后缺乳

病案

郭某，女，37岁。

初诊：2007年7月5日。

产后2个月，乳汁排泄不畅，乳汁少，乳房有包块，汗出多，夜间睡眠差，口干苦，膝酸痛，怕冷，大便偏软。舌胖淡苔薄白有瘀斑，脉弦滑尺弱。

口干苦、眠差为上有热，膝酸痛、怕冷为下有寒，属柴胡桂枝干姜汤证，汗多合玉屏风散固表，加皂角刺、穿山甲通乳。处方如下：

柴胡15g，黄芩10g，天花粉30g，干姜6g，生龙骨（先煎）30g，生牡蛎（先煎）30g，桂枝10g，赤芍10g，白芍10g，炙甘草6g，当归10g，皂角刺3g，穿山甲5g，生黄芪15g，白术10g，防风10g。

二诊：2007年7月11日。

乳汁明显增多，汗出减少。诉眼胀，足跟痛。舌暗红苔薄，脉弦滑。

前方加夏枯草10g，桑寄生30g。服药6剂后诸症均减，可正常哺乳。

按：本患者为笔者同学，因产后缺乳求治于余，而就诊后见明显上热下寒，属柴胡桂枝干姜汤证，汗多表虚，故合玉屏风散。产后多郁，肝胆有热，而高龄产妇，产后体虚，故汗多而乳少。柴胡桂枝干姜汤证于女性患者中多见，该方善治寒热错杂、心烦不宁、失眠多梦等症。有学者曾言该方可治疗植物神经紊乱，有一定参考价值。

（五十九）乌梅丸

乌梅丸为厥阴病之主方得到学者公认，《伤寒论》论述乌梅丸的原文曰："伤寒脉微而厥，至七八日肤冷，其人躁，无暂安时者，此为脏厥，非蛔厥也。蛔厥者，其人当吐蛔。今病者静，而复时烦者，此为脏寒，蛔上入其膈。故烦，须臾复止。得食而呕，又烦者，蛔闻食臭出，其人当自吐蛔。蛔厥者，乌梅丸主之。又主久利。"该方寒热并用、气血同调、补泻兼顾。其补虚力较柴胡桂枝汤强。目前在临床上蛔厥十分少见，如典型之厥阴提纲证者亦不多见，但根据上热下寒之病机，乌梅丸仍有很多应用的机会。

1. 哮喘

病案

廖某，女，30岁。

初诊：2006年9月29日。

喘息间断发作2年。去年夏季发作喘息，今年夏季复发作，于北京朝阳医院诊断为支气管哮喘，给予沙丁胺醇气雾剂。现仍夜间喘息，痰少色白质黏，喷嚏，四肢畏寒，口渴喜热饮，饮食二便可。双肺偶闻及哮鸣音。舌红苔薄黄，脉滑。

口渴，痰黏，四肢畏寒，为寒热错杂，属厥阴证，予乌梅丸加减。处方如下：

乌梅10g，细辛3g，桂枝6g，黄连10g，炒黄柏6g，当归10g，太子参15g，干姜5g，炮附子10g。

9剂。

二诊：2006年10月24日。

病情稳定，无喘息，口渴喜热饮，四肢畏寒，遇冷喷嚏。双肺未闻及啰音。舌暗红苔薄，脉细滑。

服药后症减，仍流涕，加麻黄宣肺。

前方炒黄柏加到10g，加炙麻黄4g。

7剂。

按：笔者恩师武维屏教授喜用乌梅丸治疗哮喘，特别是激素依赖性哮喘。笔者师其意，每于治疗哮喘患者每思有无乌梅丸证。本患者未系统应用激素，但临证表现出上热下寒证，故投以乌梅丸而取效。

2. 乏力

病案

王某，女，62岁。

初诊：2013年2月25日。

乏力半个月。半个月前始咳嗽，多汗，乏力，当地医院诊断为间质性肺疾病。后于北京朝阳医院做CT、支气管镜检查而诊断为间质性肺疾病，经抗感染治疗，咳嗽好转，但乏力明显，建议中药治疗。刻下症：乏力明显，口干微苦，无咳嗽，无痰，纳食可，二便正常，眠差，恶寒。舌胖淡红苔薄白，脉寸关细滑尺沉。既往有球后视神经炎史，曾服激素治疗。

口干微苦为上热，恶寒乏力为下寒，属厥阴病之乌梅丸证。处方如下：

乌梅12g，细辛3g，桂枝6g，黄柏10g，黄连3g，当归10g，党参6g，炮姜6g，炮附片5g，川椒5g，炙甘草6g。

7剂。

二诊：2013年3月4日。

服药后乏力减轻，体力改善，睡眠改善，入睡快，纳食好，二便可。舌胖淡红苔薄黄，脉细滑尺沉。

服药后得效，前方调整剂量继服。

前方改黄连为6g，桂枝为10g，党参为10g。

14剂。

三诊：2013年3月18日。

既往走路5分钟即喘，现可步行20分钟，睡眠改善，纳可，二便调。舌淡红苔薄黄，脉细弦尺沉。

药已大效，增量乌梅、附子。

3月4日方改乌梅为15g，炮附片为8g。

14剂。

四诊：2013年4月1日。

可步行半小时，睡眠可，纳食佳，二便调，遇冷咳。舌胖淡红苔薄黄，脉细滑尺沉。

3月18日方炮姜改为干姜6g。

14剂。

按： 乌梅丸属厥阴寒热错杂之方，恩师武维屏教授将该方分气、血、阴阳：人参补气，当归补血，乌梅补阴，附子、肉桂、干姜、川椒温阳；认为该方寒热并用、气血同调、阴阳兼顾；且如虑附子久服温燥，可以补骨脂、淫羊藿代替。李士懋先生认为该方补肝阳，肝为罢极之本，故该方强壮之力颇优，善治乏力。本患者确合乌梅丸证，用之乏力改善明显。

3. 久利

病案

张某，男，75岁。

初诊：2009年6月4日。

间质性肺疾病，经治疗咳嗽好转，于首都医科大学宣武医院就诊，建议中医治疗。现咳嗽，痰少质稀味道咸，暗哑，纳差，晨起胸部发紧，口苦涩，口干，恶寒，眠可，便溏。舌淡红苔薄黄腻，脉弦滑。既往大便溏数十年。

口干、口苦涩为上热，恶寒、便溏为下寒，属厥阴证。予柴胡桂枝干姜汤合当归芍药散。处方如下：

柴胡12g，黄芩10g，天花粉12g，生牡蛎30g，干姜10g，桂枝10g，炙甘草6g，当归10g，白芍10g，泽泻10g，茯苓12g，苍术10g，川芎6g。

7剂。

二诊：2009年6月11日。

咳嗽，日5～6次，咽痒作咳，痰咸减，口苦涩，便溏，日二三行，胸紧已，口干喜热饮。舌暗苔根腻，脉弦滑。

服药后症减，继以此方进退1月余。

三诊：2009 年 7 月 30 日。

仍口苦涩，痰少味咸，大便溏，口干，有时心悸。舌淡苔根腻，脉细弦。

经前面的治疗后咳嗽好转，但仍大便溏、口苦涩，则上热下寒仍在，改用乌梅丸加减。处方如下：

乌梅 15g，黄芩 10g，黄连 6g，桂枝 10g，细辛 3g，川椒 6g，炮姜6g，当归 10g，党参 6g，炮附子 6g，炙甘草 6g。

7 剂。

四诊：2009 年 8 月 13 日。

服药后症状改善，又自服 7 剂，一周来大便成形，痰咸已，仍口苦涩。舌脉如前。

前方改川椒为 10g，炮附子为 10g。

7 剂。

按：《伤寒论》中论及乌梅丸时提到"主久利"。本患者口苦涩数月，痰咸数月，便溏数十年矣，当属久利，服柴胡桂姜汤多剂而乏效，今据上热下寒、心悸有类心中疼热而选乌梅丸而使大便成形，证明乌梅丸治疗久利所言不虚。

（六十）半夏泻心汤

《金匮要略》中论述半夏泻心汤云："呕而肠鸣，心下痞者，半夏泻心汤主之。"后世医家概括本方适应证为呕吐、下利、心下痞，简称呕、利、痞。考半夏泻心汤的组方，有黄连、黄芩苦寒清热，有干姜、人参温补中焦，这些成为该方的主要方根，整个方子辛开苦降、寒热并用，适合于寒热错杂之厥阴病。使用该方时如胃胀明显可合厚朴，即含厚朴生姜半夏甘草人参汤；若有泛酸，笔者常加吴茱萸，与黄连组成左金丸。

病案

杨某，男，25 岁。

初诊：2009 年 2 月 25 日。

心下痞闷月余，时有嗳气，大便溏薄，口黏。舌苔厚腻微黄，脉弦滑。

嗳气，口黏，苔黄，为阳明痰热；便溏，心下痞，为太阴里虚。予小陷胸汤合旋覆代赭汤。处方如下：

瓜蒌皮 15g，黄连 10g，清半夏 10g，旋覆花 10g，代赭石 10g，生姜 10g，大枣 6g，党参 6g，炙甘草 6g。

5 剂。

二诊：2009 年 3 月 2 日。

痞闷稍减，嗳气除，仍口中黏腻，胃恶寒，大便溏薄，食欲不振。舌脉如前。

虽效但不显，仍口黏，胃恶寒，便溏，属寒热错杂，病在厥阴。予半夏泻心汤加减。处方如下：

清半夏 10g，黄连 10g，黄芩 10g，党参 10g，干姜 6g，炙甘草 5g，大枣 6g，葛根 15g。

5 剂。

三诊：2009 年 3 月 10 日。

心下痞闷缓解，大便有时成形，口黏，口不渴，偶泛酸。舌脉如前。

服药后心下痞解，大便有成形之时，说明药证对应。因泛酸，合入吴茱萸成左金丸。处方如下：

清半夏 10g，黄连 10g，黄芩 10g，党参 10g，干姜 10g，炙甘草 5g，大枣 6g，白术 10g，吴茱萸 3g。

5 剂。

四诊：2009 年 3 月 20 日。

无痞闷，停药后大便不成形，时胃脘灼热，无泛酸。舌苔薄黄，脉弦。

健胃愈疡片口服。

按：心下痞、嗳气亦为胃气上逆之象，与呕吐类似，与便溏与下利同理，因此半夏泻心汤证具备呕、利、痞三症。笔者认为半夏泻心汤证舌苔以白腻微黄者为多。

（六十一）生姜泻心汤

《伤寒论》原文曰："伤寒，汗出解之后，胃中不和，心下痞硬，干噫食臭，胁下有水气，腹中雷鸣，下利者，生姜泻心汤主之。"该方是泻心汤中的一个，与半夏泻心汤非常类似，该方在半夏泻心汤的基础上减干姜用量，加生姜一味加强化饮之力。

病案

李某，女，25岁。

初诊：2010年11月9日。

腹泻2日，因饮食不洁而致腹泻，日10余次，予口服补液盐、整肠生无效。刻下症：恶心，口干苦，嗳气，肠鸣阵阵，心下痞，乏力，汗出，精神倦怠，面色萎黄。舌淡苔白腻，脉弦细。

恶心、口干苦为上热，乏力、心下痞、腹泻为下寒，属寒热错杂。处以生姜泻心汤。处方如下：

生姜20g，清半夏15g，黄连6g，黄芩10g，干姜6g，炙甘草10g，大枣10g，党参10g。

服药1剂后，第2日患者面色红润，精神佳，诉昨晚腹泻2次，不成形，余症基本缓解。再服药2剂而大便成形，日1次。

按：本患者是笔者同事，疏方后购买一剂药物，自备生姜、大枣，晚间服1次，第2日症即大减。看来生姜泻心汤治疗中焦痞满之腹泻肠鸣效果卓著。

（六十二）干姜黄芩黄连人参汤

干姜黄芩黄连人参汤见于《伤寒论》第359条，曰："伤寒本自寒下，医复吐下之，寒格，更逆吐下，若食入口即吐，干姜黄芩黄连人参汤主之。"本方由干姜、人参、黄芩、黄连组成，此四味药是泻心汤的方根，本方属是寒热错杂之厥阴方。

病案

董某，女，26岁。

初诊：2009年7月15日。

妊娠3个月，一周来食入则吐，口苦，心下痞满，大便可，平素畏寒。舌红苔白腻，脉滑。

口苦，心下痞，平素畏寒，属寒热错杂之厥阴病。予干姜黄芩黄连人参汤。处方如下：

干姜6g，黄芩10g，黄连6g，党参10g。

服药2剂后，吐止而能进流食。

按：妊娠食入则吐会令人想到《金匮要略·妇人妊娠病脉证并治第二十》中"妊娠呕吐不止，干姜人参半夏丸主之"，但此方适合胃虚有寒，没有热象。而本患者口苦明显，有上热之象，属寒热错杂，且食入即吐，笔者想到《伤寒论》第359条曰："若食入口即吐，干姜黄芩黄连人参汤主之"正与本病相合。

（六十三）甘草泻心汤

甘草泻心汤见于《伤寒论》第158条，曰："伤寒、中风，医反下之，其人下利，日数十行，谷不化，腹中雷鸣，心下痞硬而满，干呕，心烦，不得安。医见心下痞，谓病不尽，复下之，其痞益甚。此非结热，但以胃中虚，客气上逆，故使硬也，甘草泻心汤主之。"该方治疗心下痞。按方药组成来看，本方与半夏泻心汤组成相同，而甘草量大，故补虚力强。该方寒热并用，当为厥阴方。

病案

李某，女，39岁。

初诊：2007年7月11日。

口疮间断发作3年。2005年3月发作口疮，于北京协和医院、中日友好医院诊断为口腔扁平苔藓，经西药治疗无效，后于我院口服汤药好转。2天前口疮复发，口中苦涩，大便溏，胃恶寒，右侧口腔黏膜充血明显。舌胖暗红苔薄黄，脉沉细滑。

口疮，口中苦涩，为上有热；大便溏，胃恶寒，为下有寒。属寒热错杂之厥阴病。处甘草泻心汤加减。处方如下：

炙甘草15g，黄连10g，黄芩10g，炮姜10g，大枣10g，党参10g，黄柏10g，砂仁5g，清半夏10g。

5剂。

二诊：2007年7月16日。

服药3剂后口疮愈合。

前方继服3剂。

按：有些学者从《金匮要略》甘草泻心汤治疗狐惑病中引申认为该方善于治疗黏膜病，为中药护膜剂，不少学者用此方治疗复发性口腔溃疡，临床上笔者用此方治疗复发性口疮确实有效。该患者素有口腔扁平苔藓，处甘草泻心汤配合封髓丹，3剂而症愈。

（六十四）黄连汤

黄连汤见于《伤寒论》第173条，曰："伤寒，胸中有热，胃中有邪气，腹中痛，欲呕吐者，黄连汤主之。"此方为半夏泻心汤之变方，为以桂枝易半夏泻心汤之黄芩而成。本方亦为寒热错杂之方，当属厥阴方。从其方药组成看，上热较半夏泻心汤证为轻，而下寒较重。因方中有桂枝，所以可以兼解表。

病案

陈某，女，25岁。

初诊：2009年10月10日。

3日来手足冷，咽干，足跟痛，时腹痛，喑哑，大便成形，口渴，泛酸。下肢皮疹，呕恶。舌胖淡红苔根薄腻，脉寸关细弦尺弱。

咽干，口渴，喑哑，泛酸，为上热；手足冷，足跟痛，腹痛，为下寒；下肢皮疹，则兼有外证。处黄连汤，合吴茱萸成左金丸以制酸，加天花粉止渴。处方如下：

黄连 10g，桂枝 10g，干姜 10g，大枣 10g，清半夏 10g，炙甘草 6g，党参 10g，吴茱萸 3g，天花粉 12g。

6 剂。

服药 3 剂后腹痛、呕恶等症除，唯余咽干，皮疹消而未净，嘱服余药。

按： 本患者为笔者朋友，脾胃素弱，来诊时据症状特点看属于上热下寒，而据口渴、泛酸、腹痛、呕恶等症状笔者马上联想到《伤寒论》条文曰"伤寒，胸中有热，胃中有邪气，腹中痛，欲呕吐者，黄连汤主之"，此正与黄连汤证合，遂处以黄连汤加减而获效。从本患者有皮疹来看，此类患者可以有太阳表证的问题，这也合乎桂枝走表的药理。

二、经方误案

（一）调胃承气汤误下案

病案

李某，女，53岁。

初诊：2009年9月28日。

心下痞满半个月。半个月前因咳嗽就诊，经柴胡桂枝干姜汤合当归芍药散治疗后咳嗽几愈，仍心下痞，嗳气，鼻咽部不适，无痰，纳可，口和，大便难。舌暗红苔黄腻，脉沉细弦。

心下痞，嗳气，大便难，舌苔黄腻，结合之前曾用柴胡桂枝干姜汤，当属厥阴病，故以半夏泻心汤加瓜蒌润肠通便。处方如下：

清半夏15g，黄芩10g，黄连6g，党参10g，炮姜6g，炙甘草6g，大枣10g，全瓜蒌30g。

7剂。

二诊：2009年10月12日。

近2日因受凉轻咳，右侧头痛，嗳气已，少腹胀，晚间为剧，频转矢气，大便困难，日二行，口和。舌红苔黄腻，脉细弦。

腹胀、频转矢气、大便困难似病在阳明，然少腹为少阳之位，因少腹胀，故处以调胃承气汤合四逆散。处方如下：

炙甘草6g，生大黄10g，元明粉（芒硝，下同）（冲服）5g，柴胡10g，枳实10g，白芍10g。

5剂。

三诊：2009 年 10 月 15 日。

服药后大便日三行，不成形，少腹胀不减，复嗳气，矢气，口和，泛酸，下肢冷。舌红苔黄腻，脉沉细弦。

下之后，少腹胀不减，复嗳气、泛酸，故当属虚胀为主，此误下也。呕、利、痞症具，属半夏泻心汤证；虚人腹胀，属厚朴生姜半夏甘草人参汤证。故取半夏泻心汤合厚朴生姜半夏甘草人参汤加减。

9 月 28 日方去全瓜蒌，加厚朴 15g，吴茱萸 3g。

6 剂。

四诊：2009 年 10 月 22 日。

少腹胀减大半，嗳气止，偶泛酸，矢气，大便日一行，偏干，咽干。苔薄黄，脉细弦。

服药后症状大减，辨证准确，继用前方巩固。

前方改黄连为 10g。

服药 6 剂后诸症已。

按： 初诊时因心下痞、嗳气、舌苔黄腻，结合既往以柴胡桂枝干姜汤治疗咳嗽获效而考虑此为厥阴病，予半夏泻心汤合小陷胸汤。一周后复诊因黄腻苔而思及《金匮要略》说"舌黄未下者，下之黄自去"，且患者便难、腹胀、频转矢气，而选调胃承气汤合四逆散。孰料 3 日后患者复诊诉服药后大便泻而腹胀矢气不减，且复出现嗳气、泛酸，且下肢冷，苔仍黄腻，方知上次予调胃承气汤属于误下。其大便难与大便干结不同，此腹胀仍属以虚胀为主，现嗳气、腹胀、便溏、泛酸，舌红苔黄腻，下肢冷，属寒热错杂，采用半夏泻心汤合厚朴生姜半夏甘草人参汤加减后少腹胀顿消，嗳气止，大便成形，苔转薄黄。本案错误之处在于未辨明腹胀是虚还是实。

（二）柴朴汤误治案

病案 1

石某，女，39 岁。

初诊：2010 年 11 月 1 日。

咳嗽反复发作 7 年，加重 2 个月。既往有慢性支气管炎病史 7 年余，每年秋冬季发作。今年 9 月始发咳嗽，在北京市护国寺中医医院一直服用汤药而效果不显，考其所用方剂为润肺化痰、祛风止咳之类。现仍咳嗽，呈阵发性，痰白质稀，量不多，咽痒，晚间症剧，夜难入眠，月经正常，大便如常。舌暗红苔薄黄腻，脉细弦。

舌苔腻，且咳痰，因痰白质稀，故考虑内有痰饮，病在太阴；咽痒，脉细弦，舌红，为少阳证。属少阳太阴合病，予柴朴汤加减再加桔梗、杏仁宣降肺气。处方如下：

柴胡 12g，黄芩 10g，清半夏 15g，厚朴 10g，茯苓 12g，紫苏子 10g，生姜 15g，当归 10g，桔梗 10g，杏仁 10g。

7 剂，水煎服。

二诊：2010 年 11 月 8 日。

服药后患者病情无明显改善，现仍咳嗽，痰白质稀量少，咽喉不利，早晚咳嗽明显，口干，遇热咳嗽加剧。舌暗红苔黄腻，脉细滑。

服药 7 剂后效果不佳，细问得知遇热咳嗽加剧，舌苔黄腻，当属阳明湿热。属少阳阳明合病，故改以甘露消毒丹加减。处方如下：

藿香 10g，白豆蔻 5g，茵陈 15g，块滑石 15g，石菖蒲 10g，黄芩 10g，连翘 12g，大贝母（浙贝母）10g，薄荷（后下）10g，杏仁 10g，生薏苡仁 18g，当归 10g。

7 剂，水煎服。

三诊：2010 年 11 月 15 日。

服药后症减大半，遇热易咳，大便可。舌红苔薄黄，脉细滑。

继服前方 10 剂善后。

按：初诊时脉细而弦、咽痒、阵咳，故考虑少阳证，痰白质稀、苔腻为太阴里饮，遂处以柴朴汤加减。一周后症状无减，再辨虽痰白质稀，但口干，遇热咳剧，舌暗红苔黄腻，柴朴汤加减无效，参照舌、脉、症表现，当属于阳明湿热，予王孟英甘露消毒丹加减。果真三诊时症减大半，苔亦转薄，药证相合，取效甚捷。笔者考虑患者以前于北京市护国寺中医医院服润肺止咳、凉润之药，与湿热颇不相符，润之则病深不解，可能这也是患者来诊时痰白质稀的缘故吧。本案之误在于初诊时将痰白质稀断为太阴，柴朴汤加减无效后综合舌、脉、症才断为阳明。痰饮湿热，一在太阴，一在阳明，治疗迥异，疗效大为不同，不可不察。

病案 2

王某，女，50 岁。

初诊：2013 年 8 月 7 日。

咳嗽 1 月余。1 个月来咳嗽，于北京市密云县医院就诊，胸片未见异常，曾服黄芩泻白散乏效。刻下症：干咳少痰，痰色白，咽中异物感，自觉咽部有痰，质黏难以咳出，咽干，大便成形。舌淡红苔薄腻，脉细弦。

咽中异物感，咽部有痰，难以咳出，苔腻，属太阳太阴合病之半夏厚朴汤证；咽干，脉细弦，属少阳证。处以柴朴汤加减，因痰黏，加生石膏解凝。处方如下：

柴胡 12g，黄芩 10g，清半夏 15g，炙甘草 6g，厚朴 10g，苏子 10g，茯苓 12g，生姜 15g，桔梗 10g，炙枇杷叶 10g，生石膏 30g，当归 10g。

7 剂。

二诊：2013 年 8 月 14 日。

病情无变化，夜间咳嗽明显，痰少色白，咽干痒，大便正常。舌淡红苔薄，脉细弦。

病情无变化。咽干痒，咳嗽，脉细弦，为津血不足、虚热上攻，属阳明之麦门冬汤证，合泻白散泻肺热。处方如下：

麦冬 45g，清半夏 15g，党参 10g，大枣 10g，炙甘草 6g，山药 15g，牛蒡子 10g，桑白皮 10g，地骨皮 10g。

7 剂。

三诊：2013 年 8 月 21 日。

咳嗽明显改善，病减大半，咽中不利，大便正常。舌淡红苔薄腻，脉细滑。

服药后取效明显，换方准确，再服前方。

前方 7 剂。

四诊：2013 年 8 月 28 日。

偶咳，咽干，无痰，大便正常。舌淡红苔薄，脉细滑。

8 月 14 日方去牛蒡子加玄参 15g。

服：药 14 剂后病愈。

按：本患者咳嗽日久，初诊时因咽部有痰、咽中异物感、咽干、脉细弦而考虑为柴朴汤证，但一周后病情无变化，提示辨证有误。据咽干、少痰、脉细等阴津不足之象，思及麦门冬汤条文曰"火逆上气，咽喉不利，止逆下气者，麦门冬汤主之"，但此咽喉不利是否为咽喉有痰、胶结难出呢？疏方后一周病情明显改善，证明确系麦门冬汤证。因此咽喉有痰、干咳难出未必都是半夏厚朴汤证，麦门冬汤证也可以见到咽喉痰堵之梅核气症状，本例初始辨证为柴朴汤证是辨证有误。至于咽喉痰堵之咳嗽，何时选择柴朴汤，何时应用麦门冬汤，笔者个人体会是柴朴汤证是太阴少阳合病，当见少阳证之口苦、咽干、咽痒等症，且见半夏厚朴汤证之太阴证表现，如形盛、大便易溏、容易腹胀、舌胖等；而麦门冬汤属阳明之方，多见形瘦、虚火上炎、咳嗽剧烈，以干咳少痰多见，且见口干、咽干，甚至便干之阳明热证。

（三）小青龙加石膏汤误治案

病案

霍某，女，37 岁。

初诊：2012 年 7 月 30 日。

咳嗽半年。半年来无明显诱因咳嗽，于北京首都国际机场医院查胸片正常，服止咳药、抗生素无效。刻下症：咳嗽，痰白有泡沫量多，咽干痒，口干，咳嗽剧烈则呕吐，呕吐物为胃内容物，近2日夜间咳剧，影响睡眠，喉中无哮鸣音，咳时伴流涕、流泪，二便调，遇风冷咳甚。舌暗红苔薄腻，脉沉细滑。查：双肺未闻及啰音。

咳嗽，痰白有泡沫量多，呕吐，为太阴病；咳时伴流涕、流泪，遇风冷咳甚，为太阳病；口干，舌红，为阳明证。属太阳太阴阳明合病，故处以小青龙加石膏汤。处方如下：

炙麻黄6g，桂枝10g，白芍10g，干姜6g，细辛3g，五味子15g，清半夏15g，炙甘草6g，生石膏30g。

7剂。

二诊：2012年8月6日。

仍咳嗽，白色泡沫痰，量多，质黏，晚间咳剧，遇风冷咳甚，呕吐减，大便正常，口干喜热饮，咽痒。舌暗红苔薄腻，脉沉细滑。

服药后症状无明显变化。痰转黏，咽痒，呕吐，考虑为少阳证。属太阳太阴少阳合病，且脉沉，为泽漆汤证，因口干痰黏，再合石膏清热解凝。处方如下：

泽漆15g，紫菀12g，生姜15g，白前10g，桂枝10g，黄芩10g，党参10g，炙甘草6g，柴胡12g，清半夏15g，当归10g，生石膏30g。

7剂。

三诊：2012年8月15日。

症减大半，咳嗽的频次、程度均明显减轻，晚间不咳，睡眠安，痰量减少，大便正常。舌胖淡暗苔薄黄，脉沉细滑。

前方7剂。

按： 初诊时以痰白有泡沫、遇风冷咳甚、伴流涕、舌暗红苔腻等考虑该病为外邪里饮之小青龙加石膏汤证，服药7剂未效，非小青龙加石膏汤证无疑。思仲景《金匮要略》云"咳而脉沉者，泽漆汤主之"。此患者咽痒，咳剧而呕，为少阳证；脉沉细滑，痰白，为有水气，属太阴里饮。辨为少阳与太阴合病，属泽漆汤证。服药7剂而症减大半，反证药证相应。脉仍沉细，继用前方。由本案误治可区别小青龙加石膏汤证与泽漆汤证之不同，小青龙加石膏汤证可以有脉沉，但必不兼少阳。本患者初诊用小青龙加石膏汤乏效，二诊据咽痒、呕吐考虑少阳证，进而思及少阳与太阴合病之泽漆汤，果取显效。

（四）小柴胡汤误治案

病案

张某，女，33岁。

初诊：2011年5月18日。

咳嗽1个月。感冒后咳嗽1个月，服头孢菌素类抗生素效不佳。刻下症：说话时咳嗽，咽痒，痰少，小便不利。查：双肺呼吸音清，未闻及干湿啰音。舌暗红苔薄黄，脉细弦。

咽痒，脉细弦，咳嗽，为少阳证，用六味小柴胡汤，小便不利故加茯苓，再加桔梗、杏仁宣肺止咳。处方如下：

柴胡12g，黄芩10g，清半夏15g，干姜6g，醋五味子15g，桔梗10g，杏仁10g，炙甘草6g，茯苓12g。

7剂。

二诊：2011年5月25日。

仍说话时咽痒作咳，病情无明显变化，晚间咳，小腹易胀气，少腹痛，口和，手冷，小便不利。舌暗苔薄黄，脉细弦。

病情无变化，仍咽痒。小腹易胀气，少腹痛，手冷，此为少阳之四逆散证。予四逆散加干姜、五味子、当归，再加桔梗利咽，合茯苓杏仁甘草汤逐饮。处方如下：

柴胡10g，枳实10g，白芍10g，炙甘草6g，干姜6g，五味子15g，当归10g，桔梗10g，杏仁10g，茯苓12g。

7剂。

2012年8月6日门诊时诉上药服后一直未咳，且腹痛缓解。

按：初诊时因咽痒、咳嗽、脉细弦断为少阳证，而选用小柴胡汤去人参、大枣、生姜，加干姜、五味子之法，小便不利故加茯苓利水，再加桔梗、杏仁宣肺止咳。二诊时病情无改善，细问患者有少腹胀气疼痛，且手冷，小便不利，咽痒，为少阳证无疑，但无口苦，有四逆之手冷，且少腹痛，故非少阳之小柴胡汤证，而是少阳之四逆散证。予四逆散加干姜、五味子、当归、桔梗，小便不利为水饮之象，再合茯苓杏仁甘草汤利水。故此案辨证从六经八纲辨证应属正确，但方证不同，效果迥异。

（五）麻黄附子细辛汤误治案

病案

李某，女，62岁。

初诊：2013年7月17日。

咳嗽半年。春节感冒后咳嗽，于北京医院查CT显示左肺上段局限性支气管扩张，服止咳糖浆、中药汤剂好转。刻下症：咳嗽，痰少色白，泡沫痰，大便易溏，鼻音声重，流涕，遇冷易喷嚏，口和。舌胖淡苔薄，脉沉弦。

咳嗽，痰白泡沫样，大便溏，流涕，遇冷易喷嚏，脉沉，为少阴病，属少阴之麻黄附子细辛汤证。处方如下：

炙麻黄6g，附子（先煎）6g，细辛3g，桔梗10g，炒杏仁10g。

7剂。

二诊：2013年7月24日。

仍咳嗽，痰少色白，大便溏，遇冷易喷嚏，咽中有痰难咳出，手足易冷。舌胖淡苔白腻，脉沉弦。

服药后无效，细问患者诉咽中有痰难咳出，大便溏，遇冷易喷嚏，属太阳太阴合病之半夏厚朴汤证；手足易冷，脉弦，属少阳之四逆散证。故处以半夏厚朴汤合四逆散。处方如下：

清半夏15g，厚朴10g，茯苓12g，生姜15g，紫苏叶10g，柴胡10g，枳实10g，白芍10g，炙甘草6g。

7剂。

三诊：2013 年 7 月 31 日。

服咳嗽明显减轻，说明基本不咳。痰少，咽中不利。舌淡红苔薄，脉沉细弦。

服药后显效，说明辨证准确。咽中不利，加桔梗利咽。

前方加桔梗 10g。

服药 7 剂后咳嗽止，停药。

按： 该患者初诊时咳嗽、流涕、痰白泡沫样、遇冷易喷嚏、脉沉弦，笔者考虑少阴病，似觉麻黄附子细辛汤应有把握有效，不料一周后患者症状无改善。细问患者诉咽中有痰，检视其从前所服中药，病情有所好转之方即为半夏厚朴汤，故二诊改以半夏厚朴汤，因手足易冷、大便溏、脉弦，为饮阻阳郁，故合四逆散，服药后大效而咳止。从本例患者之误治中可总结出以下几点：①既往有效之方及其应用思路要仔细研究，因其值得进一步借鉴，本例患者既往服用半夏厚朴汤有效，初诊时未诉咽中痰堵之典型半夏厚朴汤证表现，可能为服药后此症得以改善的结果。②脉沉弦不为麻黄附子细辛汤证独有，半夏厚朴汤证、小青龙汤证中可能也会见到。③麻黄附子细辛汤是少阴方，其方证的症状特点与外邪里饮之太阳太阴合病的症状特点有非常类似之处，但其方证的症状特点与半夏厚朴汤证、小青龙汤证的症状特点不同。临证时当根据各自方证特点细加辨证。

三、诊余经方随笔

（一）治胸胁苦满

2013 年 1 月 26 日。

近来岁末诸事烦劳，肝胆郁热。前日晚间洗澡后触冒风寒，身微恶寒，鼻塞少有清涕，咽中不利。昨日开始出现胸胁苦满，晚间大便出而胸胁之症不除，其症状为胸闷，两胁支撑胀满不适，坐卧均有，手触之作痛，然痛亦不剧，无口苦，但咽喉不适，不因大便通而减轻，故与阳明证无关。今日症增，服小柴胡颗粒一袋，午睡半小时，症状减轻，午后打羽毛球汗出，身冷已，鼻塞解，且胸胁满大为缓解。

此次胸胁苦满与内伤情志及感受外邪均有关，然情志内伤少阳郁热在先，感受外邪在后，然无外邪则胸胁苦满症状不显，风寒在表，无明显内传之象，故无口苦，但若外邪不除，则苦满难去，故服小柴胡颗粒症稍减，后休息与运动汗出后外邪去而胸胁苦满亦大去。

（二）桃核承气汤治疗湿疹

高中同窗之老父，患皮疹年余，于航天医院专家门诊诊为湿疹，外用激素类药物，内服药物不详，效果不显，瘙痒难耐，其友介绍一外洗中药方，具体不详，用之可止痒，但皮疹不消，且屡有新发，痛苦不已。同学电话约诊，2011 年 4 月 11 日来诊，查四肢皮肤苔藓样，暗红，舌暗红苔薄腻，脉弦滑。大便干结，汗出不多。表里同病，太阳与阳明合病，遂予桂麻各半汤合桃核承气汤加减。处方如下：桂枝 10g，白芍

10g，荆芥 10g，防风 10g，生姜 15g，大枣 10g，炙甘草 6g，杏仁 10g，赤小豆 15g，当归 10g，桃仁 10g，生大黄 10g，元明粉（冲）3g。

自服 8 剂后来诊诉服药后大便畅，未发新疹，周身轻松，仍有瘙痒，舌脉如前，上方去元明粉，加蛇蜕 6g，以搜风止痒。

一周后复诊，新疹未发，旧疹已平，瘙痒止，原方再进 7 剂巩固疗效。一年后带友人看病，诉皮疹一直未发。

（三）乌梅丸治疗乏力

安徽驻京办韩某，去年岁末因母亲病重连日操劳，2012 年 2 月来诊，乏力倦怠，下肢沉重，困倦欲睡，畏寒肢冷，口干眼干，面色萎黄，大便溏薄，舌淡，脉沉细。上热下寒，脉微细，但欲寐，病入少阴，择《小品方》二加龙骨汤。一周后乏力减轻，腰冷，口眼仍干，口苦，少量黄痰，少腹时痛，脉细而弦，舌淡，恐上热渐重，改以柴胡桂枝汤合茯苓、苍术，后疲乏复剧，眼皮沉重，大便溏薄，口干眼干，腰冷，脉复沉细，上热下寒，转以乌梅丸。前日观李士懋先生《平脉辨证传承实录百例》一书提到亚健康状态常以乌梅丸而获效，正与我意合。今诊乏力减轻，咽中有痰难出，继以乌梅丸加仙灵脾（淫羊藿）12g 以增强壮之力。

后 3 月 29 日来诊，精神明显转佳，自觉体力明显改善，面色较前红润，大便仍溏，咽中有痰，口和，舌胖淡苔薄白，脉较前有力，有趣的是患者从不食羊肉，云服药觉有羊膻味，无怪乎仙灵脾别名淫羊藿，药已中鹄，再进前方。4 月 18 日来诊，病情稳定，体力较充沛，睡眠好，纳食佳，咽部已无痰，脉细滑。

（四）柴胡加龙骨牡蛎汤治疗咳嗽

罗某，女，46 岁，几年前同事曾介绍其来诊咳嗽。2012 年 12 月 7 日再次来诊，干咳数周，气短胸闷，汗出，咽痒，纳差，眠差，每夜仅睡 2 小时，大便干，口干不喜饮，舌暗红苔薄黄腻，脉寸关细弦。

该患者形体偏丰，脾虚而湿盛，参照舌苔黄腻，思及薛生白之《湿热论》"湿热病，汗出，胸满，口渴不引饮"，正与此患者相合，且叶天士云"再论气病。有不传血分，而邪留三焦，亦如伤寒中少阳病也。彼则和解表里之半，此则分消上下之势，随证变法，如近时杏、朴、苓等类，或如温胆汤之走泄"，结合患者失眠，考虑虚烦不眠，故首诊予柴芩温胆汤加味。一周后复诊竟无寸效，且烦躁，小便频而不畅，遇风则咳，想起《伤寒论》第107条，即"伤寒八九日，下之，胸满烦惊，小便不利，谵语，一身尽重，不可转侧者，柴胡加龙骨牡蛎汤主之"，该患者病在少阳与阳明，兼有太阳，三阳合病，伴有失眠、烦躁之精神类症状，小便不利，则内有水湿，大便干燥，则阳明腑气不通，正与此方合，故径疏此方加减：柴胡12g，黄芩10g，清半夏15g，生姜15g，大枣10g，党参10g，炙甘草6g，生大黄6g中，桂枝10g，生龙骨15g，生牡蛎15g，生石膏30g。一周后再诊诸症明显改善，汗出已，睡眠可每夜睡5小时，干咳胸闷明显减轻，大便仍偏干，咽中有痰，舌暗红苔薄黄腻，脉寸关细弦，前方生大黄改为8g以加强通腑之力。一周后症状几愈，原方再进以巩固疗效。

（五）泽漆汤与厚朴麻黄汤

高某，老年男患者，80岁，形瘦面色黧黑，由家人陪诊，2年前发现肺纤维化，喘咳加重1年，于北京朝阳医院诊断为：肺纤维化，大泡性肺气肿，支气管扩张，Ⅰ型呼吸衰竭。来诊时见活动后气喘，咳嗽，痰多，黏稠，偶有血丝，不思饮食，口干苦，大便溏软，时有肠鸣矢气，舌胖暗，苔白厚腻微黄，脉沉弦。初诊因口干苦，便溏，肠鸣，考虑寒热错杂之生姜泻心汤证。后口苦减，仍痰白黏量多，有泡沫，思冷饮，大便成形，肠鸣矢气，活动后气喘，舌胖暗红，苔薄黄，脉沉弦，考虑内有饮，《金匮要略》云"咳而脉浮者，厚朴麻黄汤主之，脉沉者，泽漆汤主之"，因投泽漆汤。两周而咳喘明显减轻，可走300～400米。6月1日复诊，近2日咳嗽，痰量增多，咽痒，有涕，无汗，舌暗红苔薄黄，脉浮弦，复感外邪，外邪里饮，予厚朴麻黄汤。7剂而咳嗽明显减轻，痰量减少，查脉尺脉偏沉，改以金水六君煎益精血，化痰饮，渐至可爬2楼，病情逐渐改善。此病例依仲景所言"脉象沉者以泽漆汤，浮者以厚朴麻黄汤"均取效，故两方之应用区别脉象确为一主要鉴别之处，且从应用厚朴麻黄汤看，患者当时咽痒流涕，系复感外邪，故厚朴麻黄汤可兼治太阳表证。

（六）大青龙汤的运用

2012年10月24日。

昨日在王府井与奥地利来华老师聚餐，席间女儿来电话诉身冷痛，头晕，口干，妻问剩余之大青龙汤配方颗粒可否服用，嘱服1袋，多饮热水。晚间11时许归家，女儿周身发热，脉浮小数、微紧，触其头少汗，问之曰口渴，无咽痛，无口苦，无恶寒，而仍身痛，太阳证未罢，而兼阳明，无少阳证，再以大青龙汤配方颗粒1袋，温水送服，覆被取汗。后周身汗出，晨5时起身如常，如厕后诉经水适来，知其为经期血弱，复感风寒为病。然经期外感，每多治从少阳，时下见发热者，多以柴胡剂退热。今未见少阳证，故不用柴胡依旧热退身凉，确合"观其脉证，知犯何逆，随证治之"之治则。

所用之大青龙汤配方颗粒乃一周前妻外感时所剩。上周一妻昼间安好，因过劳受寒，晚间突然周身疼痛，恶寒，鼻塞流涕，咽痒，遂取家中感冒清热颗粒合小柴胡颗粒服用。次日症不减，且口干欲饮，舌红苔薄腻，脉浮紧，乃疏大青龙汤。后因勉力上班，中午归家症状增剧，服药1袋，晚间再进1袋，多饮热水，覆被，夜间周身汗出，次晨诸症退，且流涕亦基本向愈。

考大青龙汤为太阳阳明之药，然以太阳为主，其恶寒与身痛显著，且无汗或虽小汗，但表证仍重，提示汗出不彻。外感证来势急速，当汤以荡之，故取汤剂效果为佳，时卜颗粒剂服用方便，也是一种选择，但确乎效力较汤剂为弱，服药可增加次数，并多饮热水，覆被以助汗。

（七）三物黄芩汤的运用

《金匮要略》在论述三物黄芩汤时云："治妇人在草蓐，自发露得风。四肢苦烦热，头痛者，与小柴胡汤，头不痛但烦者，此汤主之。"方由三味药组成：黄芩一两，生地黄四两，苦参二两。从条文和药物组成上可以看出，该方具有清热凉血、解毒燥湿、滋阴养血之功效；主治产后血亏阴虚，风邪入里化热之证。

考其方药列于小柴胡汤之后，当为少阳郁火，兼夹湿滞，凡应此病机加减使用当有效验。近遇一中年女患者，咳嗽 4 个月，中西药物遍服难效。诊时见气道作痒则阵发性呛咳，痰少而白稀，舌麻木且痛，大便黏滞不爽，溲赤，舌胖暗苔薄黄腻，脉细而弦，木火刑金无疑，然夹湿阻，迁延不愈，处黄芩泻白散合三物黄芩汤，清肝肺之热而兼燥湿。二诊时喜形于色，7 剂而症愈大半，大便亦感通畅，反证患者湿滞之确然。反思该患，初起感受外邪，日久入里，且患者面色萎黄，而中年阴血不足，血虚而湿盛，以黄芩、苦参清少阳而兼除湿，生地黄逐血痹而益阴，与患者切合，故合入后效竟不期。

（八）关于麻黄附子细辛汤

《伤寒论》原文曰："少阴病，始得之，反发热，脉沉者，麻黄附子细辛汤主之。"有学者认为该方中麻黄宣肺气能止咳平喘，畅皮毛能散邪退热，开上焦能利水道；附子温命暖肾而扶阳，温经逐寒而通脉，化气行水而消肿；细辛辛温而归肺、肾，其辛香祛风通关窍，温肺化饮治咳喘，温经通络止痹痛。全方合之，宣上温下，通彻表里，有发汗解表、利水消肿、化饮止咳、温经定痛、通阳复脉、开窍利咽等多种作用，其中以"温散宣通"四字为要。

考方中麻黄、细辛、附子皆辛温辛热之品，故其温散力大，如离照当空，则阴寒、湿饮顿散。审系少阴不足，夹饮或夹湿，推而广之，夹瘀，皆可放手投之，认证准确，可取覆杯之效。

笔者曾治女患者，阳虚之体，浴后感寒，倦怠恶寒，头痛流涕，投方1剂而中鹄。看此方药效颇捷，且温煦力强，服药后多感身体温暖，如沐春光；且常感精力有增，故可视为强壮之剂。

（九）关于酸枣仁汤

酸枣仁汤出自《金匮要略》，药物组成十分简单：酸枣仁、茯苓、知母、川芎、甘草，原文说："虚劳虚烦不得眠，酸枣仁汤主之。"观其药物组成，当为肝血不足、虚热内扰、血不养心而设。方中酸枣仁养血安神为主；茯苓宁心安神，川芎调血养肝，知母清热除烦，甘草泻火缓急，俱为辅。用于上述诸证，可使肝血足、烦热平、心神定而安眠。肝血不足，推测可兼有盗汗、心悸、头晕、口干、脉细弦等症。陈修园在其《金匮方歌括》为该方写的歌诀为"酸枣二升先煮汤，茯知二两佐之良，芎甘各一相调剂，服后恬然足睡乡"，看来本方适合于虚烦之入睡困难者。上周笔者曾遇一中年女性，素有哮疾，喘平之后求治耳鸣，予天麻钩藤饮小效。上周诉入睡困难，一周来颇以为苦，舌胖中前无苔，脉细弦，加之耳鸣，颇合酸枣仁汤之意，乃径取原方，合灵磁石之重镇，焦神曲之健胃，服药3剂后睡眠时间可持续5小时以上，耳鸣亦有减。金匮方亦堪临床圭臬。

使用该方当注意药量比例。关于药物剂量后世按仲景原量折算见仁见智，但总之酸枣仁量当大。至于加减，可据患者表现而随症治之。血虚甚者，可加当归、龙眼肉养血安神；兼阴虚舌红脉数者，可加生地黄、麦冬养阴清热；内热口苦苔黄者，可加山栀子、黄连；遗精盗汗者，可加五味子、龙骨、牡蛎；心神恍惚健忘者，可加人参、菖蒲、远志。本例患者因有耳鸣之阳亢见证，故加灵磁石这样的重镇之品。

方中关于茯苓与川芎之用最为费解，历代医家对二药看法各不相同。如清代张秉成认为"茯苓之渗湿邪，川芎独入肝家，行气走血，流而不滞"。清代曹颖甫认为"盖虚劳之证，每兼失精、亡血，失精者留湿，亡血者留瘀。湿不甚，故仅用茯苓；瘀不甚，故仅用川芎"。清代王子接认为"川芎补胆之用，茯苓泄胃阳"。清代尤怡认为"魂既不归，容必有浊痰燥火乘间而袭其舍者，烦之所由作也。故以知母、甘草清热滋燥；茯苓、川芎行气除痰，皆所以求肝之治，而宅其魂也"。茯苓安神、川芎养肝仅是部分医家的看法而已。

后世治疗失眠有唐代孙思邈《备急千金要方》中的酸枣汤，治虚劳烦扰，奔气在胸中不得眠，方药组成：酸枣仁、人参、桂心、生姜、石膏、茯苓、知母、甘草。其他如《医宗金鉴》中也有同名方，主治盗汗，看来仲景酸枣仁汤对后世医家影响深远。

（十）关于大柴朴汤

柴朴汤被人们所熟知，小柴胡汤合半夏厚朴汤在临床有很多机会应用，甚至日本汉方界也研究颇多。而临床实践表明大柴胡汤合半夏厚朴汤证，即大柴朴汤证也不少见。原想半夏厚朴汤为太阴太阳之方，合并少阳容易理解，合并阳明胃家实似觉矛盾，但临床确有患者既有大柴胡汤证，又有半夏厚朴汤证。2013 年 1 月，笔者曾治疗一郭姓女患者，咳嗽六周，中西药物迭进而无效，亦用过信必可及顺尔宁这类治疗咳嗽变异性哮喘之药物，亦未建功。诊时诉咳嗽，咽中痰堵，色白质稀，口干苦，纳可，大便干结，尿黄，舌胖红苔薄腻，脉细滑。大柴胡汤证与半夏厚朴汤证均有，乃疏大柴朴汤，一周后咳嗽减轻。仍口干便干，再合石膏、瓜蒌增强清解阳明之力，再进一周咳愈。

在应用柴朴汤的过程中经常遇到合并阳明证而加石膏，其实大柴朴汤证也是太阳太阴少阳阳明合病，其理相同。是以半夏厚朴汤证与少阳合病十分常见，故临证小柴胡汤、大柴胡汤、四逆散都有合用半夏厚朴汤的机会，关键是根据少阳方证的不同须在临床细致辨别。

（十一）黄芩加半夏生姜汤的运用

友人之子戴某，14 岁，近年常发腹泻，不明原因，突然发作，伴发热恶寒，每于医院急诊输液抗感染治疗，大便常规检查时或正常，时或有白细胞，西医诊断为急性肠炎。长期服用双歧杆菌。国庆节后第2天（10月9日）上午友人电话约诊，言其子学校来电，诉其突然腹泻腹痛，面色惨淡，精神萎靡。约11点钟来诊，体温37.1℃，精神不振，恶心，腹痛，腹泻已3次，大便稀水样，无脓血，泻后腹痛稍减，无恶寒，口微苦，无流涕，无身痛，舌红苔薄黄，脉细弦。四诊（望、闻、问、切）查体之后开方颇为踌躇，患者无外感病史及表现，无饮食不洁之病因，目前症状只有少阳之口苦恶心，太阳、太阴、阳明见证均不典型，非太阳与阳明合病之葛根汤证或葛根加半夏汤证，不似协热利之葛根黄芩黄连汤证，更非太阴之理中丸证。若考虑有呕、利，口苦，应用泻心汤，如甘草泻心汤，但友人说很快患者会发热恶寒，甚至身痛。最终落笔选择太阳与少阳合病之黄芩汤，因有恶心，故择黄芩加半夏生姜汤。处方如下：黄芩10g，白芍10g，炙甘草6g，生姜15g，大枣10g，清半夏15g。2剂水煎服，嘱口服，6小时1次。晚间短信告知，仍腹泻，体温37.5℃，嘱继续服药观察。第2日（10月10日）晚短信告知腹泻明显改善。10月9日腹泻10次，稀水便，晚间体温最高达38℃，10月10日全天大便5次，且为溏便，腹痛明显减轻，恶寒，体温37.5℃，有口气，嘱前方加葛根24g，2剂水煎服。10月11日晚电话告知其子已痊愈，体温正常，腹痛消失，大便全天2次，已成形，精神良好，向其母索肉食。既往腹泻发热，每次均静脉滴注抗生素、补液，且需休假误学，今次中药治疗，效果满意，并连声致谢。

初读《伤寒论》，原文中黄芩汤仅一条，曰："太阳与少阳合病，自下利者，与黄芩汤。若呕者，黄芩加半夏生姜汤主之。"当时十分费解，为何称为太阳与少阳合病，看原方中太阳表证用药缺乏，且未述太阳证表现。从本例患者看，临床的确存在此种病人，其特点以下利为主，以少阳见证为著，伴见太阳证。黄芩加半夏生姜汤方中有白芍、生姜、大枣、甘草，较桂枝汤仅少一味桂枝，而有黄芩、半夏、生姜、大枣、甘草，比小柴胡汤仅少柴胡和人参两味，因此黄芩加半夏生姜汤为太阳与少阳合病之方更易理解。

第二章 经方临证

（十二）柴胡桂枝汤证亲验

中秋节后第2天即飞赴重庆，第2日一整天授课，中午午休时间诊病，下午课后即赶往机场返回北京。飞机内冷气过重，回家已然晚间10点，即流清涕。睡至次日晨起，自觉身热，周身酸懒，大便困难，咽干不爽，微汗出，恶风冷，两肋弓处似有物支撑一般，不欲饮食，勉强喝粥后，泛酸欲吐，上班前忽腹痛矢气，但未腹泻，矢气出而痛止。因隔日又将外出，故欲求速愈，服中药配方颗粒。初始考虑汗出恶风、大便难、腹痛，是否罹患太阳阳明合病之桂枝加大黄汤证，切脉寸浮关滑。待至医院上班后，大便得下，便溏而两肋支撑感丝毫不减，胃脘仍然不适，微有泛酸，无口苦，但咽干不欲饮，微汗出，背冷，四肢及项背拘急不舒，念及《伤寒论》第146条曰："伤寒六七日，发热，微恶寒，支节烦疼，微呕，心下支结，外证未去者，柴胡桂枝汤主之。"《金匮要略》曰："柴胡桂枝汤治心腹卒中痛者。"本次因赴渝操劳，血弱气尽，机舱受寒，邪气留连太阳少阳之间，出现了张仲景所列柴胡桂枝汤证条文的所有症状，但发热只是自觉身热，体温不高，恶风寒不重，不需特别加衣，四肢项背拘急，伸展则舒，泛酸与微呕基本一样，猝然腹痛，很快可自止。特别有感触的是心下支结，此"支"字历代医家各有说法，解释不尽相同。依此次体会，两肋弓处似有物支撑一般，但部位靠近胃部，远端肋缘处感觉不明显，确如仲景所言是在心下，与胸胁苦满程度不同，胸胁苦满是整个胁肋部连同近肋部的胸部都有满闷，范围和程度比心下支结为重。且此心下支结不因大便得通而减轻，按之心下无物，但按之胀满益甚，无疼痛，这与小陷胸汤证按之疼痛有别。因疏方柴胡桂枝汤原方，取配方颗粒3剂，午餐后服1袋，小睡，醒后汗出，诸症衰其大半，下午4点再服1袋，晚间6点晚餐时诸症已退。